Ueber die

Wehrwölfe und Thierverwandlungen

im

Mittelalter.

Ein

Beitrag zur Geschichte der Psychologie

von

Dr. Rud. Leubuscher,
Privatdocenten und praktischem Arzte in Berlin.

Berlin.
Druck und Verlag von G. Reimer.
1850.

Vorwort.

Die Beschäftigung mit Lykanthropie führte mich vor längerer Zeit zu dem Werke von Calmeil (*de la folie etc.*); eine Bearbeitung desselben ist vor zwei Jahren veröffentlicht worden. (Der Wahnsinn in den vier letzten Jahrhunderten. Halle 1848). Die folgenden Zeilen sollten ursprünglich unmittelbar nach jener gröfseren Arbeit erscheinen; sie stehen mit ihr auf demselben Grund und Boden. Ich gebe sie jetzt als monographischen Versuch und habe auch die früher schon mitgetheilten Fälle der Vollständigkeit wegen hier einfügen müssen; nur zwei indefs, die Schilderung aus Boguet's ***Discours des sorciers*** und den Prozefs von Garnier verdanke ich Calmeil; alle übrigen sind mir aus den Quellen selbst bekannt geworden.

Möge man die Arbeit als einen kleinen Beitrag zur Geschichte der Psychologie nicht zurückweisen. Zwar ist es eine zertrümmerte Zeit, auf welche ich die Blicke zu richten versuche, und ein gespenstischer Gegenstand, den ich in die lebendige Wirklichkeit hineinführe. Aber es ziemt dem Naturforscher, auch diese grauenvollen Nachtseiten der menschlichen Natur anzuschauen und zu durchwandern; und die thierische Gier des Lykanthropen gehört ebensogut zu dem vollen Bilde des Menschen wie die aus einer begeisterten Stimmung hervorbrechende Hallucination eines Dichters. Auch die Sagen und Mythen der Völker haben gröſstentheils einen physiologischen Grund und Zusammenhang. Aber die Kräfte und Kenntnisse von Medicinern allein dürften, wie ich wohl fühle, schwerlich hinreichen, diesen groſsen und weiten Gedanken zu bewältigen und zur lebendigen Auschauung zu bringen.

Ende December 1849.

I. Die Wehrwolfssucht (Lykanthropie).

Historische Angaben.

Die Wahnvorstellung, dafs sich Menschen in Thiere verwandeln könnten (*insania zoanthropica*), die zuweilen noch in unsern heutigen Irrenhäusern auftaucht, läfst sich bis ins Alterthum zurückverfolgen. Weil die Verwandlung vorzugsweise in Wölfe und Hunde geschehen sollte, so erhielt die Krankheit den Namen Lykanthropie und Kynanthropie (λυκανθρωπια u. κυνανθρωπια). Nach einem Fragment des Marcellus Sidetes (περι λυκανθρωπου) sollten die von diesem Wahnsinn Befallenen, besonders bei der Annäherung des Frühlings, im Februar den Trieb in sich empfinden, es den Wölfen und Hunden gleich zu thun, und sich die Nacht über in einsamen Begräbnifsplätzen aufzuhalten.

Die älteste Thierverwandlung, der überhaupt im Alterthum Erwähnung geschieht, ist die eines Königs von Arcadien Lycaon, der von Jupiter wegen seiner Verbrechen (er soll ihm bei einem Mahle Menschenfleisch vorgesetzt haben, um zu prüfen, ob der Gast wirklich ein Gott sei) in einen Wolf verwandelt wurde [1]. Die Lykanthropie schlägt im Alterthum

[1] Aelteste Spuren der Wolfswuth in der griech. Mythologie von Boettiger in Sprengel, Beiträge zur Geschichte der Medicin 1 Bd. 2. 1795.

ihren Sitz hauptsächlich in Arkadien auf. Plinius [1]) erzählt aus dem Evanthes, dafs an dem Tag des Jupiter Lycaeus aus dem Geschlecht des Anthus Einer durch das Loos auserwählt werde. Diesen führt man an einen arkadischen See, er mufs seine Kleider an einen Baum hängen und den See durchschwimmen, dessen Wasser ihn in einen Wolf verwandelt. Erst nach neun Jahren darf er, wenn er innerhalb der Zeit kein Menschenfleisch gegessen, durch den See wieder zurückschwimmen, und erhält seine menschliche Gestalt wieder, ist aber natürlich um neun Jahre älter geworden. Nach Agriopas soll Demaenetus aus Parrhasia bei einem Opfer, bei dem die Arkadier dem Jupiter Lycaeus Menschenfleisch darbrachten, von dem Fleisch eines geopferten Knaben gegessen und sich in einen Wolf verwandelt haben, durfte nach zehn Jahren aber seine menschliche Gestalt wieder annehmen und wurde noch Sieger in einem olympischen Faustkampf. Boettiger glaubt den Ursprung dieser abergläubischen Vorstellung aus der Beschaffenheit des Landes herleiten zu dürfen. Ein rohes Hirten- und Jägervolk, wie es die alten Pelasger in Arkadien waren, unter einem rauhen Klima, mit kindischen Religionsbegriffen, die mit Vorstellungen von Zaubermitteln und Hexerei vielfach durchwebt waren, mufste für eine Art des Wahnsinns, wie die Lykanthropie besonders empfänglich sein. Wölfe beunruhigten ihre Heerden, es lag nahe, dafs sie die Vorstellung von Thieren, die ihrer Einbildung am schrecklichsten vorschweb-

---

Friedreich Versuch einer Literärgeschichte. — Wir erinnern an die bekannten Verse in Ovid Metamorph. 1:

Frustra loqui conatus: ab ipso
Colligit os rabiem solitaeque cupidine caedis
Utitur in pecudes et nunc quidem sanguine gaudet,
In villos abeunt vestes: in crura lacerti,
Fit lupus et veteris servat vestigia formae,
Canities eadem est: eadem violentia vultus:
Idem oculi lucent, eadem feritatis imago.

[1]) *Hist. nat. lib. VIII, cap. 22.*

ten, in ihren Wahnsinn hineinzogen. Die Unglücklichen, die von diesem Wahnsinn ergriffen waren, konnten nach der Vorstellung des Alterthums nicht anders von diesem Zorn der Götter befreit werden, als durch Sühnopfer. Man gab also den in Arkadien einheimischen Nationalgottheiten, Zeus und Pan eine besondere dahin zielende Benennung, man nannte sie *Λυκαιους* und opferte ihnen, als das wirksamste Sühneopfer, einen unschuldigen Knaben. Als den Stifter dieser Sühnungsfeier nannte man den Lykaon, den man sich später, als man die Menschenopfer immer mehr verabscheuen lernte, als abschreckendes Beispiel selbst in einen Wolf verwandelt dachte. (cf. Boettiger l. c.)[1] Wir kennen aus dem Alterthum als analoge Erscheinungen, die Boanthropie (Verwandlung in Kühe) der argivischen Frauen, die *θηλεια νουσος* der Scythen, die in Weiber verwandelt zu sein glaubten, die Krankheit des Nebukadnezar[2]) etc.

Ich verweise in Bezug auf das Weitere über die Sagen des Alterthums auf die genannten Abhandlungen; mir scheinen die Untersuchungen über den Ursprung vielmehr der Philologie als der Geschichte der Psychologie und der Medicin anheim zu fallen. Die Aussagen bestehen viel zu sehr in einzelnen Andeutungen der alten Schriftsteller; die Schilderungen der krankhaften Erscheinungen sind viel zu sehr schematisch zusammen gefafst, so dafs man gezwungen wird, mehr nach Analogie der später bestimmt abgegrenzten Fälle die mögliche Entwickelung der Krankheit im Individuum zu construiren. Die Araber beschreiben die Krankheit ebenfalls, so Avicenna, Ebn

---

[1]) Ebenso findet sich die Erklärung in Bodin (*De la démonomanie des sorciers, Lyon MDXCVIII*) p. 224: *Les premiers qu'on voit avoir changé de forme en loup, mangeoient la chair humaine en sacrifiant à Jupiter, qui s'appelloit pour cette cause Lycaeus.*

Quant à ceux, qui changent en ânes, cela leur advient, pour avoir voulu savoir les secrets detestables des sorciers.

[2]) Friedreich, *loc. cit.* dann Friedreich. Zur Bibel etc. 1848. Bd. 1, S. 308 sq.

Sina. In gröfserer Ausdehnung, in einzelnen Gegenden, in fast epidemischer Verbreitung tritt sie uns im Mittelalter entgegen. Wie das ganze Mittelalter erfüllt war von dem Glauben an Dämonen, an die persönliche Einwirkung des Teufels, so tritt auch die Lykanthropie als eng verbunden mit der Dämonomanie auf; sie erscheint zwar auch als selbstständige Krankheit; es scheint bald von Anfang an, der Wahn sich blos auf die Verwandlung in einen Wolf zu richten, aber dann findet sie sich, wenn ich mich so ausdrücken darf, als eine blofse Varietät der Dämonomanie überhaupt.

Wir werden die einzelnen Fälle in fortwährender Beziehung mit dämonomanischen Vorstellungen behandeln müssen, und namentlich bei den Erklärungen der einzelnen Schriftsteller, selbst aufgeklärter Aerzte, welche die Wolfsverwandlung schon als eine reine Krankheit auffassen, den ungeheuren Einflufs von dem Glauben an die unmittelbare Einwirkung des Teufels kennen lernen.

Der deutsche Name für Lykanthrop, Wehrwolf auch Bärwolf scheint aus dem französischen *loup-garou* übertragen zu sein, das Francois Phoebus, ein Graf von Foix in einem Buche über die Jagd erklärt, es komme von *gardez-vous* (über die Etymologie cf. Jacob Grimm, Mythologie 1844 S. 1048). — Auffallend ist bei dem Ueberblick über die Fälle der Lykanthropie ihre weite Verbreitung. Sie kommt in Frankreich, in Deutschland, im Norden und Süden Europas vor, und ähnliche Sagen von Verwandlung einer ganzen Menschenklasse in Hyänen sind in Abyssinien heimisch. Die Gemeinsamkeit einer Sage unter verschiedenen Himmelsstrichen, bei verschiedenen Völkern deutet auf ein gemeinsames menschliches Gesetz, auf ihre Entstehung aus denselben Grundzuständen des menschlichen Organismus. Dieser Hinblick giebt uns eine Art Berechtigung, der Verbreitung der Sage nachzuspüren.

Der Norden Europas ist besonders reich an Vorstellungen von Gespenstern, von Thierverwandlungen. Es ist eine weit verbreitete Furcht, dafs die Todten aus ihren Gräbern aufsteigen, und den Lebendigen einen Schaden zufügen, woran sich die Vorstellung des Vampirismus knüpft, der im Mittelalter an vielen Orten, im Anfange des vorigen Jahrhunderts in Ungarn, Serbien um sich gegriffen hatte (cf. Leloyer, *Des spectres t. II*, ferner Dom Calmet, *Traité sur les apparitions, des esprits t. II.* Von dem letzteren ist die Lykanthropie nur beiläufig behandelt) [1]. In Hybernien, Schottland und Wallis ging die Sage, dafs die alten Weiber in Hasen verwandelt werden, um als solche Milch zu saugen. — Von Frotho dem Dänenkönig wird erzählt, dafs er ausgezogen sei, um die Wohnung einer Zauberin zu erobern. Da habe sich diese zuerst in ein Pferd verwandelt, dann bei Frothos Annäherung in eine Meerkuh, und ihre Kinder wurden zu Kälbern. Als der König aus dem Wagen stieg, stiefs sie ihn mit ihrem Horne todt. Die Soldaten tödteten sie und die Kälber und sahen nun erst, dafs sie menschliche Körper mit Thierköpfen waren [2]. Olaus Magnus [3]) erzählt, dafs in Preufsen, Livonien und Litthauen um Weihnachten in der Nacht an einem bestimmten Orte Viele zusammen kämen, und dort in Wölfe verwandelt würden, dann in derselben Nacht mit der gröfsten Wildheit auf Thiere und Menschen losbrächen, in die Häuser hineinstürzten, Geräthschaften fortschleppten und Bier austränken [4]. Zwischen Litthauen, Livonien und Kurland soll sich die Mauer eines alten Kastells befinden, wo jährlich mehre Tausende zusammenkommen, und Jeder seine Geschicklichkeit im Springen erproben mufs. Wer nicht springen kann, wird mit Geifseln geschlagen. Die Wolfsverwandlung geschieht nach Olaus Zeug-

---

[1]) Ich habe die darüber sprechenden Thatsachen zusammengestellt in: Der Wahnsinn etc. p. 270 ff.

[2]) Bei Schottus, *Physica curiosa etc. Herbipoli MDCLXII cap. XXVI* nach Cranzius, *hist. Daniae lib. I, cap. XXXII.*

[3]) Olaus Magnus *historia de gentibus septentrionalibus etc. Romae MDLV lib.* 18 *cap.* 45.

[4]) Darin liegt vielleicht eine Andeutung der Sage von den Hausgeistern oder Kobolden (franz. *lutins* und *follets*).

nifs dadurch, dafs mit bestimmten Beschwörungsformeln ein Becher ausgetrunken wird. — Cap. 47 erzählt Olaus: Ein Edelmann machte eine Reise durch einen grofsen Wald, in seinem Gefolge waren einige Bauern, die der Zauberei kundig. Sie fanden kein Haus in dem sie übernachten konnten, und der Hunger quälte sie. Da machte einer der Diener den Vorschlag, er wolle, wenn sich Alle nur ruhig verhielten bei Allem, was sich immer ereignete, ihnen ein Lamm von einer in der Ferne weidenden Schafheerde zur Speise zuführen. Darauf zog er sich in das Dickicht des Waldes zurück, und verwandelte seine menschliche Form in eine Wolfsgestalt, stürzt sich auf die Heerde und bringt noch als Wolf ein Lamm zu seinen Gefährten, die das Geschenk freudig in Empfang nahmen. Dann kehrte er aus dem Walde wieder als Mensch zurück.

In Livonien ereignete es sich vor einigen Jahren, dafs die Gattin eines Edelmanns gegen einen ihrer Sklaven den Zweifel aussprach, die Verwandlung von Menschen in Wölfe sei doch nicht möglich. Jener aber verspricht ihr, er wolle, sobald sich nur eine passende Gelegenheit darböte, den Beweis liefern, geht darauf allein in sein Zimmer, und bald lauft ein Wolf über das Feld hin. Hunde verfolgen ihn und reifsen ihm trotz seiner hartnäckigen Vertheidigung ein Auge aus. Am andern Tage erscheint der Sklave einäugig vor seiner Herrin. Nach Majolus (*dier. canicul. tom. 2 colloq.* 3) berichtet Schottus (*loc. cit. p.* 121) [1]) von den Neuren, ***pars Livoniensum, in extrema ora regionis proxime Roxolanos, qui vocantur vetere nomine Nervii*** [2]): Um die Weihnachtszeit geht ein Knabe umher, auf einem Fufse lahm, der die Anhänger des Teufels, deren Zahl eine ungeheure ist, zusammenruft und

[1]) Ausführlich ist dieselbe Geschichte mitgetheilt von Caspar Peucerus *commentarius de praecipuis divinationum generibus etc. MDXCI, p.* 169.

[2]) Es ist wahrscheinlich, dafs es dieselben Völkerschaften sind, von denen schon Herodot erzählt.

zum Folgen auffordert. Wer zurückbleibt oder zögernd mitgeht, wird von einem andern Manne mit einer eisernen Geifsel zum raschen Fortschreiten angetrieben, deren blutige Spuren noch lange nachher sichtbar sein sollen. Diejenigen, welche folgen, verlieren bald ihre menschliche Gestalt und scheinen zu Wölfen zu werden. Es kommen einige Tausende zusammen. Voran geht der Führer mit der eisernen Geifsel, dann folgt die Schaar derer, welche in ihrer Einbildung sich überreden, von einer Wolfsgestalt umgeben zu sein. Mit ihren Zähnen stürzen sie auf die Viehheerden und zerfleischen sie, aber Menschen anzufallen oder zu verletzen, ist ihnen nicht gestattet. Wenn sie an Flüsse kommen, so spaltet der Führer mit einem Schlage der Geifsel das Wasser, so dafs es aus einander zu treten scheint, und ein trockener Pfad zum Durchgehen sichtbar wird. Nach zwölf Tagen verschwindet der Haufe, Jeder nimmt seine menschliche Form wieder an und kehrt nach Hause zurück (*Majoli episc. Vulturoniensis dier. canicul. etc. Helenopoli MDCXII*). —

In einer Dissertion von Müller [1]) wird (nach Cluverius und Dannhaverus *Academ. homilet. p. II*) aus Moscovien von einem gewissen Albertus Pericofcius mitgetheilt, dafs er seine Unterthanen auf die grausamste Weise gequält, auch ihnen ihr Vieh geraubt habe. Als er in einer Nacht von seinem Hause entfernt ist, geht die ganze, auf unrechtmäfsige Weise erworbene Heerde, plötzlich zu Grunde. Als man ihm das Unglück bei seiner Rückkehr anzeigt, bricht der Ruchlose in die schändlichsten Verwünschungen gegen Gott aus: „Wer es getödtet hat, mag es auch fressen; wenn Du willst, magst Du auch mich verzehren." Bei diesen scheufslichen Verwünschungen gegen Gott fielen Blutstropfen auf die Erde, und in einen abscheulichen Hund verwandelt, stürzte er sich heulend auf das todte Vieh und fing an von ihm zu fressen und frifst vielleicht

---

[1]) *De Λυκανθρωπια seu transmutatione hominum in lupos. Lipsiae* 1673.

noch heute davon (*ac forsan hodieque pascitur*). Seine schwangere Frau starb aus Schreck über dieses göttliche Strafgericht. Es sollten für diese Begebenheit nicht blos Ohren- sondern auch Augenzeugen existirt haben. (*Non ab auritis tantum, sed et occulatis accepi, quod narro*). Veranlassung zu der ganzen Abhandlung war, wie in der Einleitung mitgetheilt wird, ein vor Kurzem vorgekommener, dem vorigen ganz ähnlicher Fall. Ein Edler in der Nähe von Prag hatte ebenfalls seine Unterthanen grausam mit einer Menge von Abgaben gequält und ihnen sobald sie nicht bezahlen konnten, sogar auch ihr Vieh wegnehmen lassen. Einer armen Wittwe mit fünf Kindern nahm er, taub gegen ihre flehentlichen Bitten, ihre letzte Kuh; als Strafe fallen alle seine Kühe, während die der Wittwe ganz unversehrt bleibt. Er stöfst Lästerungen gegen Gott aus und wird dafür in einen Hund verwandelt. Der menschliche Kopf bleibt aber. — Einem Herzoge von Preufsen wurde nach der Erzählung von Majolus (*loc. cit.*) ein Gefangener von den Bauern zugeführt, weil er das Vieh zerfleischt hatte. Es war ein mifsgestalteter Mensch, er hatte Wunden im Gesichte, welche er zur Zeit, als er Wolf war, durch Bisse von Hunden empfangen haben wollte. Er gestand, dafs er jährlich zweimal sich in einen Wolf zu verwandeln pflege, das eine Mal um die Zeit des Weihnachtsfestes, dann um die Zeit des Festes des Johannes des Täufers. Es machte ihm sehr viel Unruhe und Beschwerde, wenn die Haare anfingen hervorzubrechen und sich seine Gestalt verwandelte. Er wurde lange Zeit im Gefängnisse behalten und genau beobachtet, ob vielleicht während der Zeit eine Wolfsverwandlung vorkäme, aber man wartete vergebens [1]).

---

[1]) Auch Olaus Magnus (*l. c. cap.* 47) berichtet von einem Herzoge von Preufsen, der einen Menschen gefangen hielt, um seine Verwandlung zu beobachten. Nach Olaus geschah die Verwandlung wirklich. Der Fall ist jedoch nicht in *extenso* mitgetheilt und es läfst sich deshalb nicht entscheiden, ob es dieselbe Geschichte sein soll.

Ueber die Wölfe in Kurland findet sich in den Breslauer Sammlungen [1]) eine Abhandlung von Rhanaeus (Von den berüchtigten Wehrwölfen und übrigen Zauberwesen in Kurland). Er meint: „sie hätten gewifs nicht blos aus Hörensagen, sondern aus untrüglicher Erfahrung zu viel Exempel, dafs wir von unserer Meinung nicht abgehen können: dafs der Satan (so wir gar nicht leugnen wollen, dafs einer sei, und in den Kindern des Unglaubens seine Werke der Finsternifs habe) auf dreierlei Art die Lycanthropos in seinem Netze halte; 1) dafs sie selbst als Wölfe wirklich etwas verrichten, als ein Schaaf holen, das Vieh verletzen u. s. w., nicht in einen Wolf verwandelt (so kein Litterarus in Kurland glaubt) sondern in ihrem menschlichen Körper und Gliedern, doch aber in solcher Phantasie und Verblendung, nach welcher sie sich für Wölfe ansehen und von andern durch ebenmäfsige Verblendung als solche angesehen werden: Auch dergestalt unter natürlichen ebenfalls in den Sinnen unrichtigen Wölfen laufen; 2) dafs sie in tiefen Schlaf und Traum, das Vieh zu beschädigen sich bedünken lassen, indessen aber nicht von ihrer Schlafstelle kommen, sondern ihr Meister statt ihrer dasjenige vernichtet, was ihre Phantasie ihnen vorstellt und zueignet; 3) dafs der leidige Satan natürliche Wölfe etwas zu verrichten antreibt und indefs denen schlafenden und an ihrem Ort unbeweglich liegenden, sowohl im Traum, als bei ihrem Erwachen, einbildet, von ihnen selbst verrichtet zu sein."

Unter den mitgetheilten Zaubergeschichten sind drei von Wehrwölfen. Ein Herr kommt gerade dazu, wie ein Wolf ein Schaf aus seiner Heerde anfällt und schiefst auf ihn, worauf sich der Wolf ins Gebüsch zurückzieht. Als der Herr von seiner Reise zurückkehrt, findet er das ganze Gebiet voll von der Sage, dafs er in seinem eignen Kerl einen Wirth, Wepster Mickel, am gemeldeten Tage und Tageszeit erschossen, wel-

[1]) *Supplement III*, *Curieuser* und nutzbarer Anmerkungen von Natur- und Kunstgeschichten, gesammelt von Kanold 1728.

ches des Kerls eignes Weib, Namens Lebba, ausgebracht, auch beständig bejahet und zwar mit dieser Erzählung: Da ihr Kerl den Roggen besät gehabt, habe er mit dem Weibe consultiret, wo sie doch nun Fleisch hernehmen möchten, einen guten Tag zu haben. Das Weib habe ihm gerathen, er solle sich ja nicht an der Herrschaft Heerde machen, weil dieselbe mit bösen Hunden versehen. Solcher Warnung ungeachtet, habe sich doch ihr Mickel an der Herrschaft Vieh gemacht, sei aber also empfangen, dafs er bald wieder nach Hause gelumpet und im Zorn, dafs es ihm mifslungen, sein eigen Pferd an einem Zaume angefallen und demselben die Gurgel ganz durchgebissen (1697). In der zweiten Erzählung (1684) hört Einer, als er auf einen Haufen Wölfe schiefsen will, um ihn auseinander zu jagen, eine Stimme aus dem Haufen: „Gevatter, Gevatter, schiefs nicht, es wird nicht gut werden." In der dritten Geschichte wird mitgetheilt: Es wurde ein Lykanthrop verhaftet, und als nichts Erhebliches gegen ihn aufgebracht werden konnte, so bestellte der Richter einen von seinen Bauern zu ihm ins Gefängnifs, um sich von ihm im Vertrauen den Dienst zu erbitten, einem andern Bauern, der ihn heftig beleidigt, eine Kuh zu zerreifsen, was doch ohne Verdacht zu erregen, am besten in seiner Gestalt als Wolf geschehen könne. Nach anfänglicher langer Weigerung versprach es der Gefangene auf die folgende Nacht, und als er den Tag darauf wieder ins Gefängnifs kam, gab ihm der Gefangene die Versicherung, dafs dies geschehen sei. Die Kuh wurde wirklich im Stalle zerrissen befunden, und an dem Gefangenen hatten dazu bestellte Wächter bemerkt, dafs er die Nacht in tiefem Schlafe gelegen und nur eine kleine Zeit mit dem Haupt, Händen und Füfsen einige Bewegungen gemacht habe.

Eine andre, vielfach citirte Erzählung, die zuerst in *Nierembergius* (*de mirabilibus Europae lib. II, cap. XLII*) vorzukommen scheint (N. beruft sich indefs noch auf Silvestro Girardo) ist von einem Priester, der sich in einem Walde einem Feuer nähert. Da kommt ein Wolf an ihn heran, spricht ihm freundlich zu, er solle sich nicht fürchten, und antwortet ihm auf seine Frage, wer er sei: „Wir sind aus dem Geschlechte der Ossyrer, (wahrscheinlich eine litthauische Familie), und in Folge einer Beschwörung mufs zu einer bestimmten Zeit, ein Mann und eine Frau die menschliche Gestalt ablegen und Wolfsgestalt annehmen. Erst nach sieben Jahren dürfen wir, wenn wir so lange am Leben bleiben, in unsre Heimath zurückkehren und unsre frühere Gestalt wieder annehmen. Er erbat sich dann, dafs der Priester seine kranke Frau tröste und mit dem Labsal des Abendmahls erquicke. Der Priester entschlofs sich endlich dazu, nachdem er vorher gesehen, wie der Wolf um jeden Zweifel zu entfernen, den Fufs wie eine Hand brauchte, und der Wölfin die Haut vom Kopf bis zum Nabel zurückschlug, wobei die Gestalt eines alten Weibes zum Vorschein kam.

Ehe wir von diesen nordischen Vorstellungen, zu den im mittleren Europa beobachteten Fällen übergehen, wollen wir, als den Endpunkt der Verbreitung der Sage im Süden, noch die Mittheilung aus Abyssinien hier anreihen (nach Pearce).

„Die Silber-, Gold- und Kupferarbeiter, auch Zimmerleute werden, als Personen von hohem Range, sehr geachtet. Aber die Eisen- und Thonarbeiter durfen sich nicht einmal in gewohnlicher Gesellschaft aufhalten, noch dürfen sie das Sakrament als Christen empfangen. Selbst ihre nächsten Nachbaren schreiben ihnen das Vermögen zu, sich in Hyänen verwandeln zu können, oder in andre Thiere, und defshalb fürchtet sie Jedermann. Alle Convulsionen und hysterischen Zufälle, die in Abyssinien ebenso häufig, wie anderswo sind, werden ihrem bösen Blicke zugeschrieben. Die Amhara nennen sie Buda, die Tigré, Tebbib. Es giebt auch muhamedanische und jüdische Buda's. Woher dieser Glaube stamme, ist schwer anzugeben. Diese Buda's scheinen sich durch einen besondern goldenen Ohrring vor den übrigen Klassen auszuzeichnen, und Coffin erklärt, er habe diese Art Ring oft bei Hyänen gefunden, die er selbst geschossen oder mit dem Speer getödtet, aber wie der Ring dahin gekommen, hat Coffin auch bei der sorgsamsten Nachforschung nie herausbringen können. Aufser ihrer Fähigkeit, sich in Thiere zu verwandeln (Hyänen scheinen ihnen noch die liebsten zu sein) werden ihnen noch eine Menge von andern Dingen zugeschrieben, und die Abyssinier sind so vollkommen überzeugt, dafs sie um Mitternacht gewöhnlich die Gräber plündern, dafs kein Mensch wagen wird, in ihrem Hause getrocknetes Fleisch zu essen (*what is called quanter or dried meat*) während man nicht das mindeste Bedenken trägt, ein frisches Mahl, wo das Thier vor den Augen des Gastes getödtet worden ist, bei ihnen einzunehmen. Coffin erzählt, als Augenzeuge, noch folgende Geschichte: Unter seinen Dienern hatte er einen Buda gemiethet, der an einem Abend, als es eben noch hell war, zu seinem Herrn kam, und ihn um Urlaub bis zum nächsten Morgen bat. Er erhielt die Erlaubnifs und ging fort, aber kaum hatte Coffin seinen Kopf weggedreht, als einer von seinen Dienern ausrief: „Sieh, er verwandelt sich in eine Hyäne", und nach der Richtung wies, die der Buda genommen hatte. Coffin sah sich um, aber obwohl er nicht die Verwandlung selbst sehen konnte, war der junge Mann doch fort, und er sah ungefähr in einer Entfernung von 100 Schritt eine grofse Hyäne vorbeilaufen. Es war eine Ebene ohne Baum und Strauch, der die Aussicht hätte hemmen können. Am andern Morgen kehrt der junge Mann zurück, und wurde von seinen Gefährten wegen seiner Verwandlung geneckt, die er eher zu gestehen, als zu leugnen schien, sich mit der Gewohnheit seines Standes entschuldigend [1]).

Es scheint, dafs die Buda's selbst diesen Glauben nähren; ihre Gewerbe sind die gewinnreichsten, und es vererbt sich stets von Vater auf Sohn. Vielleicht fangen sie junge Hyänen und legen ihnen Ohrringe an. Auch Coffin, dem ich

---

[1]) *The life and adventures of Nathaniel Pearce written by himself during a residence in Abyssinia from* 1810 — 19 *edited by Halls London* 1831 *t.* 1, *p.* 287.

(Halls) diese Ansicht mittheilte, hielt sie nicht für unwahrscheinlich. Bei den einzelnen angegebenen Fällen ist nicht die Zeit, in denen sie beobachtet worden, angeführt. Soweit *Pearce.*

Guilelmus Brabantinus (bei Wier, bei Forestus) berichtet, dafs ein ganz verständiger Mann, durch die Kunst des Teufels, so verführt worden sei, dafs er zu manchen Zeiten des Jahres sich für einen reifsenden Wolf gehalten habe, dafs er sinnlos (*amens*) in den Wäldern umherirrte und besonders kleine Knaben verfolgte, dafs er aber endlich durch die Gnade Gottes wieder vernünftig wurde.

Nach Job. Fincelius (*de mirabilibus lib. XI*) versicherte 1541 ein Bauer aus Pavia, er sei ein Wolf, fiel auf freiem Felde viele Menschen an und tödtete sie. Als man ihn nach vieler Mühe endlich gefangen genommen hatte, behauptete er, der einzige Unterschied zwischen ihm und einem wirklichen Wolfe bestände nur darin, dafs bei einem Wolfe die Haare nach aufsen, bei ihm aber nach innen gekehrt seien. Um die Wahrheit seiner Aussage zu erproben, schnitten ihm seine unmenschlichen Richter, in Wahrheit reifsende Wölfe (*lupi truces voracesque*), Arm und Beine ab; er starb an dieser Verstümmelung [1]).

---

[1]) So wurde nach der Erzählung von Majolus dem Pomponatius ein Kranker mit Lykanthropie gebracht, den man unter dem Heu gefunden und der gerufen hatte, man solle fliehen, weil er sonst alles zerfleischen würde. Die Bauern wollten ihm die Haut abziehen, um zu sehen, ob er *versipellis* sei, d. h. ob die Haare nach innen gekehrt seien, wie man damals glaubte. Pomponatius aber heilte ihn binnen Kurzem durch geeignete Arzneien (bei Schottus *l. c.*). Das Wort *versipellis* kommt, in Bezug auf die Wolfsverwandlungen, schon vielfach bei den alten Schriftstellern vor, und wird als Schimpfwort gebraucht, so bei Petronius, bei Lucilius und Plautus.

Aufserdem glaubte man aber durch Verstümmelung eines Wehrwolfes seien Rückverwandlungen in menschliche Gestalt zu erzwingen. Bei den Waldensern (*au pays de Vaud*) war die Ansicht, dafs wenn eine verwandelte Hexe eine Wunde empfing, sie in demselben Augenblick, wo Blut flöfse, ihre Gestalt wieder annehmen müsse. Zusammengestellt sind derartige Geschichten in Bodin (*l. c.*). Der königliche General-

Forestus (in dem Kapitel *de cerebri morbis observ. XXV*) berichtet aus eigner Anschauung, aus der Mitte des sechszehnten Jahrhunderts, aus Alcmaar in den Niederlanden von einem Bauer, der alle Frühjahre Anfälle von Wahnsinn bekam. Bald

---

procurator Bourdin hatte ihm einen Procefs mitgetheilt, wo ein Wolf von einem Pfeil in den Schenkel getroffen wurde, und wo man denselben Pfeil bei einem Manne im Bette auszog. In Vernon, um das Jahr 1566 versammeln sich die Zauberer gewöhnlich unter der Gestalt von Katzen in ungeheurer Zahl. Vier oder fünf Menschen blieben eine Nacht dort und wurden nun von einer Masse Katzen angefallen. Einer von ihnen wurde getödtet, aber auch mehre Katzen bedeutend verwundet. Hernach fand man mehre verwundete Frauen. Weil aber die Sache zu unwahrscheinlich, diese Weiber auf diese Indicien hin, als Hexen zu verurtheilen, so liefs man die Untersuchung fallen, gegen den Willen der in solchen Dingen viel mehr erfahrnen fünf Inquisitoren (wie es *in malleus maleficarum* heifst), die zur Bestätigung noch eine Geschichte von einem Arbeitsmann in Strafsburg erzählen, der von drei Katzen angefallen wurde und diese verwundete. Man fand diese Katzen als verwundete Frauen wieder vor, die dem Richter Zeit und Umstände der Verwundung genau angaben. Bodin thut noch einiger Schriftsteller Erwähnung, die ich sonst nirgend citirt finde. Pierre Mamor will in seinem *traité des sorciers* in Savoyen die Verwandlung in Wölfe gesehen haben. *Ulhrit le meusnier* (Ulrich Müller?) erzählt in einem kleinen dem Kaiser Siegmund gewidmeten Buche von der Hinrichtung eines Lykanthropen in Konstanz. In Nynauld (*de la lycanthropie etc. Paris MDCXV, p.* 52) wird berichtet: In einem Dorfe in der Schweiz (*pres Lucens*) wird ein Bauer in einem Gehölze von einem Wolfe angefallen; er vertheidigt sich und hackt dem Wolfe ein Vorderbein ab. Als das Blut fliefst verwandelt sich der Wolf sogleich in ein Weib, dem ein Arm fehlt. Das Weib wurde verbrannt. — Als Merkzeichen, dafs Thiere eigentlich verwandelte Hexen seien, wird angegeben, dafs solche Thiere keine Schwänze hätten; wenn aber der Teufel in Gestalt eines Menschen erscheint, so erkennt man ihn doch an seinen Füfsen, die gewöhnliche Bocksfüfse sind, an seinen langen und gekrümmten Nägeln. Uebrigens spricht Petronius schon im Gastmahle des Trimalchio in ähnlicher Weise von Lykanthropie. Niceros erzählt da, wie ein Mensch, der mit ihm wanderte, die Kleider auszog, ein Wolf wurde und in die Wälder lief. Als Niceros nach Hause kommt, erfährt er, dafs ein Wolf das Vieh angefallen, aber von einem Knechte in den Hals gestochen worden sei, und er findet darauf seinen Gefährten als Mensch im Bette wieder, wo ein Arzt seinen verwundeten Hals behandelt, cap. 61.

schweifte er auf dem Kirchhofe umher, bald lief er in die Kirche und war keinen Augenblick ruhig, sprang über die Bänke [1]) etc. Er trug einen langen Stock in der Hand, verletzte aber keinen damit, sondern wehrte nur die Hunde damit von sich ab, von deren Bissen seine Schenkel mit Geschwüren bedeckt waren. Das Gesicht war bleich, die Augen tief in ihre Höhlen zurückgesunken. Nach diesem Symptomencomplex erklärt F. diesen Menschen für einen Lykanthropen. Die specifische Wahnvorstellung, ein Wolf zu sein, scheint bei diesem Menschen nicht stattgefunden zu haben. In der Scholie zu diesem Fall berichtet F. noch von einem spanischen Edelmann, der ungefähr um dieselbe Zeit, in dem Wahn, ein Bär zu sein, in den Wäldern umherschweifte.

Donatus von Altomare aus Neapel (*de medend. human. corp. malis lib. cap.* 9) ebenfalls aus der Mitte des sechszehnten Jahrhunderts, hat zwei Fälle dieser Krankheit gesehen; er begegnete dem Einen einmal, wie er von einer grofsen Volksmasse umringt, den ganzen Schenkel eines Leichnams auf seinen Schultern forttrug. Er wurde später geheilt, und als er Donatus wieder begegnete, so fragte er ihn, ob er sich damals nicht vor ihm gefürchtet habe. Er hatte also, was Donatus besonders hervorheben zu müssen glaubt, das Gedächtnifs über die Vorfälle seines Wahnsinns nicht verloren.

Ausführlich endlich sind folgende Fälle mitgetheilt:

Im Jahre 1521 fand vor dem Generalinquisitor Boin, der für die Diöcese von Besançon eingesetzt war, ein Verhör von Peter Bourgot genannt Peter Magnus und Michael Verdung, statt, die wegen des Verbrechens der Zauberei eingezogen waren, im Decbr. 1521. Peter gestand: Vor ungefähr 19 Jahren, an dem Tage eines Jahrmarkts in Poligny, hatte ein heftiges Unwetter die mir anvertraute Heerde auseinander gejagt. Vergeblich bemühte ich mich mit anderen Bauern, sie wieder

---

[1]) *Qui supra scamna, ut ipsi spectavimus, saltabat, furore perscitus, modo ascendendo, modo descendendo et nunquam in eodem loco quietus.*

zusammen zu finden. Suchend ging ich abseits. Da kamen drei schwarze Reiter, und der Letzte sagte zu mir: „Wohin gehst Du? Du scheinst bekümmert zu sein". Ich erzählte ihm das Unglück von meiner Heerde. Er hiefs mich guten Muthes zu sein und versprach mir, wenn ich ihm Vertrauen schenken wolle, so würde sein Meister in Zukunft meine Heerde beschirmen, sagte mir auch zu, dafs ich die jetzt verlorene Heerde binnen Kurzem wiederfinden würde und verhiefs mir auch Geld. Wir wollten nach vier oder fünf Tagen wieder zusammentreffen. Meine Heerde fand ich bald wieder zusammen, und bei der zweiten Begegnung erfuhr ich von dem Fremden, dafs er ein Diener des Teufels sei. Ich schwor Gott, die heilige Jungfrau, alle Heiligen und Bewohner des Paradieses ab und das Christenthum, küfste ihm darauf die linke Hand, die schwarz war, wie die eines Todten und eisig kalt. Dann fielen wir auf die Knie und brachten dem Teufel unsre Huldigung dar. Zwei Jahre stand ich im Dienste des Teufels und betrat die Kirche niemals eher, als am Ende der Messe, oder wenigstens nach Aussprengung des Weihwassers; denn so hatte es mein Meister gewollt, dessen Name Moyset ich erst später erfuhr. Die Sorge für meine Heerde und Abwehr der Wölfe hatte der Teufel ausschliefslich übernommen; ich brauchte mich um gar Nichts zu bekümmern. Diese Sorglosigkeit machte mich aber im Dienste des Teufels wieder lässig; ich begann wieder die Kirche fleifsiger zu besuchen, bis ich von Michel Verdung von Neuem zum Gehorsam gegen den Teufel ermahnt, unter der Bedingung ihm wieder anzugehören, versprach, wenn man mir Geld gäbe. In einem Walde bei Chastel Charnon, kamen wir mit vielen andern, die ich aber nicht kannte, zusammen; es wurden dort Tänze aufgeführt; ich sah in der Hand eines Jeden eine grüne Kerze mit einer blauen Flamme [1]), Wieder unter der Vorspiegelung, ich

[1]) Diese grünen Kerzen kommen in der Schilderung von mehren Hexensabathen vor.

solle Geld erhalten, hat Michel vorgeschlagen, mich fähig zu machen, mich mit der gröfsten Schnelligkeit fortzubewegen und nachdem ich mich nackt ausgezogen, rieb er mich mit einer Salbe ein; ich glaubte mich sofort in einen Wolf verwandelt, erschrak über die vier Wolfsfüfse und über die Haare, mit denen ich plötzlich bedeckt war, aber mit der Schnelligkeit des Windes konnte ich forteilen; diefs konnte nur mit Hülfe unsers mächtigen Meisters indefs geschehen, der bei unsern Ausflügen fortwährend zugegen war, obgleich ich ihn nicht eher erblickte, als bis ich wieder menschliche Form angenommen hatte. Michael machte es ebenso; wenn wir dann ein oder eine Paar Stunden in dieser Metamorphose zugebracht hatten, so rieb uns Michael wieder ein, und schneller, als ein Gedanke (*opinione citius*) hatten wir unsre frühere Gestalt. Die Salbe wurde uns von unsern Meistern geschenkt, mir von Moyset, dem Michael von seinem Meister Guillemin".

Müdigkeit wollte Peter nach solchen Excursionen nicht empfunden haben, obwohl der Richter besonders darnach fragte [1]).

Als Wolf will Peter das eine Mal einen Knaben von sechs oder sieben Jahren mit seinen Zähnen ergriffen haben, um ihn zu tödten; da aber der Knabe zu heftig schrie, mufste er zu seinen Kleidern zurückflüchten und sich einreiben, um wieder Mensch zu werden. Beide zusammen wollen eine Frau getödtet haben, die Schoten pflückte; ein Herr von Chusnee, der dazu kam, wurde von ihnen vergeblich angefallen. Dann gestanden sie, dafs sie als Lykanthropen ein Mädchen von ungefähr vier Jahren getödtet, und bis auf einen Arm ganz aufgezehrt hätten; das Fleisch hätte besonders dem Michel sehr gut geschmeckt. Ein anderes Mädchen wollen sie erdrosselt und

---

[1]) Es war nämlich gewöhnlich, dafs die Angeschuldigten über ihre grofse Müdigkeit nach den Hexenfahrten klagten. In manchen Fällen genügte diese Müdigkeit allein, Menschen in Anklagezustand wegen Hexerei zu versetzen. Neuere Schriftsteller betrachten die Müdigkeit als Beweis für die Anwendungen von narkotischen Hexensalben.

ihr Blut geschlürft haben, von einer dritten afsen sie blos ein Stück des Magens; in einem Garten hatte Peter einem Mädchen von neun Jahren den Hals entzwei gebrochen, obwohl sie ihn vergeblich um Erbarmen angefleht hatte. Einer Ziege hatte er auf dem Felde des Meisters Peter Lerugen in den Hals gebissen, und sie hierauf mit einem Messer getödtet. Michael wurde mit seinen Kleidern in einen Wolf verwandelt, Peter aber blos, wenn er nackt war; er begriff selbst nicht, wo die Haare hinkämen, wenn er wieder menschliche Gestalt annähme. Beide versichern öfters mit Wölfinnen den Beischlaf vollzogen und dabei eben so viel Vergnügen, wie mit menschlichen Weibern empfunden zu haben.

Bei den Einzel-Verhören stimmen Beider Aussagen nicht ganz mit einander überein (*cf. Joannis Wieri De praestigiis daemonum et incantationibus ac veneficiis Basil.* 1577 *lib. VI, cap. XI*).

Gegen Ende des Herbstes 1573 wurden durch einen Parlamentserlafs die Bauern in der Umgegend von Dôle (in der *Franche Comté*) autorisirt, auf Wehrwölfe Jagd zu machen [1]).

---

[1]) Dieser Erlafs lautet wörtlich: „*Sur l'avertissement fait à la Court souveraine du parlement, à Dôle, que: ès territoires d'Espagny, Salvange, Courchapon, et villaiges circonvoisines se voïoit et rencontroit souvant, puis quelques jours en ça un loup garoux, comme on dit, lequel avait déjà prins et ravi quelques petits enfans, sans que depuis ilz ayent été veus, ni reconnus et s'estoit efforcé d'assaillir aux champs et offenser aucuns chevauchiers qui, avec peine et grand danger de leurs personnes, lui avoient résisté; icelle Court désirant obvier à plus grand inconvénient a permit et permet aux manans et habitans des dictz lieux et autres de nonobstant les édictz concernant la chasse, eux pouvoir assembler et avec épieux, halbardes, piques, harquebuzes, bastons, chasser et poursuivre le dict loupgaroux par tous lieux où ilz le pourront trouver et le prendre, lier et occir, sans pouvoir encourir aucune peine et amende . . . Fait au conseil de la dicte Court le treizième jour du mois de septembre* 1573". (*cf. Calmeil vol. I, p.* 279), der die Mittheilung des Manuskripts selbst Ernst von Fréville zu danken hat.

Ich selbst habe diesen Fall in den Quellen nicht auffinden können;

Einige Monate später verurtheilte das Parlament von Dôle den Gilles Garnier, genannt den Eremiten von St. Bonnot zum Feuertode, weil er als Wolf mehrere Kinder getödtet habe. Die einzelnen Angaben sind: Der Angeklagte habe bald nach dem letzten Tage des Festes des heil. Michael unter der Gestalt eines Wehrwolfes, ungefähr eine Viertelstunde von der Stadt entfernt, in dem Orte Gorge, einem Weinberge zu Chastenoy gehörig, nahe bei dem Gehölze de la Serre ein kleines Mädchen von 10 oder 12 Jahren mit seinen scheinbar in Tatzen verwandelten Händen und seinen Zähnen getödtet, habe sie dann bis zu dem Gehölze geschleppt, entkleidet, das Fleisch von ihren Schenkeln und Armen abgenagt und damit nicht zufrieden, auch noch seiner Frau Apolline in seine Wohnung, die Eremitage von St. Bonnot, nahe bei Amenges Etwas mitgebracht — er habe acht Tage nach dem Allerheiligenfeste ebenfalls als Wehrwolf, nahe an der Wiese de la Pouppe, auf dem Territorium von Athume und Chastenoy ein anderes Mädchen ergriffen und ihr mit seinen Zähnen und Händen fünf Wunden beigebracht, mit der Absicht, sie zu verzehren, woran er indefs durch das Hinzukommen von drei Personen verhindert wurde, was er mehrmals anerkannt und eingestanden hat — er habe vierzehn Tage nach dem Allerheiligenfeste gleichfalls als Wolf, ungefähr eine Meile von Dôle zwischen Gredlsans und Menoté ein anderes männliches Kind von ungefähr zehn Jahren erdrosselt und getödtet, wie die vorigen, und von dem Fleische der Schenkel, Beine und des Bauches gegessen, nachdem er noch ein Bein von dem Körper gänzlich losgetrennt — endlich habe er am Freitag vor dem letzten Bartholomäusfeste einen Knaben von 12 bis 13 Jahren unter einem grofsen Birnbaum nahe bei dem Gehölze des Dorfes Perrouze ergriffen, in

Bodin giebt in seiner *démonomanie p.* 96 nur die Grundzüge des Falles und verweist dabei auf ausführlichere Bearbeitungen, die in Orléans bei Eloy Gibier, in Paris bei Pierre des Hayes und in Sens erschienen seien.

das Gehölz geschleppt, erwürgt, um ihn ebenso, wie die andern Kinder zu verzehren, was er auch gethan hätte, wenn er nicht durch das Herannahen von Menschen daran verhindert worden wäre. Aber das Kind war schon todt, und der Angeklagte erschien als Mensch und nicht mehr als Wolf. Trotzdem es aber Freitag war, würde er unfehlbar von dem Fleisch gegessen haben, wenn nicht Leute gekommen wären, wie er mehrmals gestanden hat.

Auf Grund der freiwillig wiederholt abgelegten Geständnisse verurtheilte ihn der Gerichtshof, zum Richtplatz geschleift und dort lebendig verbrannt zu werden. —

Es fehlt in diesem Prozesse die genauere Beschreibung des Garnier und eine ausführliche Angabe über die Art seiner Geständnisse, woraus möglicherweise ein deutlicheres Bild seines geistigen Zustandes zu gewinnen gewesen wäre.

Nach Boguets Schilderung (*Discours de sorciers* 1603 bis 1610) herrschte um das Jahr 1598 im Juragebirge die Lykanthropie in einer Art epidemischer Verbreitung. Es ist namentlich die Krankheit einer Familie für pathologische Auffassung der Lykanthropie besonders wichtig, wenn man auch den Erzählungen der Inquisitoren, die, um nur recht viel Verbrecher zu bekommen, die Untersuchungsacten oft genug verfälscht haben mögen, immer nur mit einem gewissen Mifstrauen nachgehen darf.

Pernette Gandillon lief auf allen Vieren auf dem Felde umher, da sie sich in eine Wölfin verwandelt glaubte; sie fällt ein kleines Mädchen an, das mit ihrem vierjährigen Bruder Früchte abpflückt. Der Knabe vertheidigt seine Schwester, aber Pernette entreifst ihm ein Messer, welches er in der Hand trägt, und bringt ihm eine tödtliche Wunde am Halse bei. Pernette wurde von dem wüthenden Volke in Stücke zerrissen. Bald darauf wurde der Bruder von Pernette, Pierre Gandillon der Zauberei angeklagt. Er sollte seine Kinder zum Sabbat geführt, Hagel gemacht, mit Inkuben und Sukkuben verkehrt haben etc. Der Teufel hat ihm eine Salbe gegeben, durch die er eines Abends in einen Hasen verwandelt wurde; gewöhnlich verwandelt er sich aber in einen Wolf, seine Haut wurde zu einem rauhen Felle; er streifte durch die Felder, fiel Thiere, und wenn er besondern Hunger hatte, auch Menschen an. Wollte er wieder menschliche Gestalt annehmen, so rieb er sich die Haut mit bethautem Grase ein. Sein Sohn Georg gesteht, dafs er sich auch die Haut mit Salbe eingerieben, dafs er zum Sabbat gegangen etc. Als Wolf ist er auf allen Vieren in den Bergen umhergeschweift und hat zwei Ziegen getödtet. In der Nacht eines grünen Donnerstags blieb er wie todt drei Stunden in seinem Bette liegen, dann sprang er plötzlich aus diesem Torpor auf. Seine Schwester Antoinette gesteht, sie habe Hagel auf die Felder fallen lassen, und mit dem Teufel in Gestalt eines schwarzen Bockes den Beischlaf vollzogen. Alle drei wurden vom Henker erdrosselt und dann verbrannt. Zu bemerken ist noch, dafs die von Pernette angefallenen Kinder aussagten, sie hätten deutlich gesehen, dafs kein Thier, sondern Pernette sie mit ihren unbewaffneten Händen angefallen hätte. Boguet und der Schreiber Claude Meynier wollen den Georg und Peter im Gefängnisse ganz so, wie es Wölfe thun, auf allen Vieren herumlaufen gesehen haben. Auch waren sie am Gesichte, an den Armen und Beinen ganz zerkratzt und verwundet, namentlich Peter. In wirkliche Wölfe, meinen sie, hätten sie sich defshalb nicht verwandeln können, weil sie keine Salbe gehabt und sie auch im Gefängnisse keine Macht gehabt hätten.

Thievenne Paget, die mit dem Teufel vielfach verkehrt, den Beischlaf mit ihm vollzogen haben wollte, und eine genaue Beschreibung seiner Geschlechtstheile giebt, war ebenfalls nach ihrer Erzählung öfters in eine Wölfin verwandelt gewesen, hatte als solche auf ihren nächtlichen vom Teufel geleiteten Exkursionen in den Bergen und Schluchten Vieh und Kinder getödtet. Ebenso haben mit Thievenne Paget, Clauda Jean Prost, eine lahme Frau, Clauda Jean Guillaume im Verein mit Jean Boquet mit Hülfe einer Salbe sich in Wölfe verwandelt und Kinder getödtet, von denen fünf sogar namentlich aufgeführt werden. Sie alle klagen sich auch anderweitigen Umgangs mit dem Teufel und des Besuches des Sabbats an.

Ebenfalls im Jahre 1598 wurde in Angers der Prozefs eines Lykanthropen verhandelt (*cf. Delancre. L'incredulité et mécréance du sortilège etc. Paris MDCXXII, p.* 785 *et sequ.*). Man sieht, wie ansteckend diese Vorstellungen waren.

Man hatte in der Nähe von Caude an einem wilden abgelegenen Orte den zerfleischten Leichnam eines fünfzehnjährigen Knaben gefunden. Als man hinzukam, flüchteten zwei Wölfe, die noch von dem Körper gefressen hatten. Man verfolgte sie, kam von der Spur ab, fand aber in der Nähe einen feltsam verwilderten Menschen mit langem Haar und Bart und mit blutigen Händen, mit langen Nägeln, wie mit Krallen. Dieser Mensch hiefs Roulet. Nach einigen Zeugenaussagen sollte er ebenfalls erst bei der Annäherung von Menschen von dem Leichnam geflüchtet sein. Er war blutarm und erbettelte sich mit seinem Cousin Julien und seinem Bruder Jean seinen Unterhalt in den benachbarten Ortschaften. Als die That geschah, war er schon acht Tage von Hause entfernt. Im Verhör gab er an, dafs er sich auf seiner Reise mit seinen Begleitern in Wölfe umwandle, mit Hülfe einer Salbe, die er von seinen Eltern erhalten habe. Er gestand ein, dafs er das Kind überfallen und zuerst durch Ersticken getödtet; die beiden andern Wölfe seien seine Verwandten gewesen; er erkannte die Kleider wieder, die er an jenem Tage angehabt, den Leichnam des Kindes, gab die Stelle an, an der die That geschehen, erkannte den Vater des Kindes als denjenigen, der auf das Geschrei desselben zuerst zur Hülfe herbeigeeilt.

Roulet zeigte sich im Gefängnisse als Idiot. Bei seiner Gefangennehmung war sein Bauch sehr gespannt, aufgetrieben und hart; im Gefängnisse trank er an dem Abend einen ganzen Eimer mit Wasser aus und wollte seitdem nichts mehr zu sich nehmen.

Seine Eltern waren brave Leute, und es erwies sich, dafs sein Bruder und sein Cousin sich an demselben Tage nicht an demselben Orte befunden hatten. Es ist wahrscheinlich, dafs wirkliche Wölfe jenen Knaben zerrissen haben; hätte ihn Roulet getödtet, so begreift man nicht, wie Wölfe so plötzlich auf den Leichnam hätten losstürzen können. Roulet mag sich in der Nähe befunden haben, und um seinen Hunger zu stillen, da er schon acht Tage in den Wäldern umherirrte, mag er, während man die Wölfe verfolgte, sich auf den Leichnam gestürzt haben, wobei er sich mit Blut besudelte.

Der *Lieutenant criminel* verurtheilte Roulet zum Tode [1]). Er apellirte jedoch an das Parlament zu Paris, und dieses erkannte: es steckt mehr Tollheit in dem armen Idioten, als Bosheit und Zauberei und befahl, ihn auf zwei Jahre in ein Irrenhaus zu stecken, damit er unterrichtet und zur Erkenntnifs Gottes zurückgeführt werde, die er in seiner bittern Armuth aufser Acht gelassen habe.

Ebenfalls in demselben Jahre 1598 am 14. December wurde in Chalons gegen einen andern Lykanthropen das Urtheil des Feuertodes vom Parlamente in Paris ausgesprochen. — Ein Schneider hatte gestanden, mehre Kinder getödtet und sie gekocht und gebraten zu haben, als wenn es gewöhnliches

---

[1]) Das Fragenverhör des Lieutenant criminel Pierre Hérault lautete: *Votre nom, votre âge, votre état? J'ai nom Jacques Roulet âgé de trente cinq ans, je suis pauvre et mendiant. De quoi êtes-vous accusé? D'être larron, d'avoir offensé Dieu, mes père et mère me donnaient un onguent, j'ignore comment il se composait. En vous frottant de cet orguent, deveniez vous loup? Non, cependant j'ai tué et mangé l'enfant Cornier, j'étais loup, lorsque je l'ai devoré. Étiez vous loup, lorsqu'on vous arrête? J'étais loup. Étiez vous habillé en loup? J'étais habillé comme à present; j'avais le visage et les mains sanglantes attendu, que je venais de manger de la chair du dit enfant. Les pieds et les mains vous venaient ils pattes de loup? — Oui. — La tète vous venait elle tète de loup, la bouche plus grand? J'ignore comment était ma tête au moment de l'attaque; je me suis servi de mes dents; j'avais la tête comme aujourd'hui; j'ai blessé et mangé bien d'autres petits enfans; j'allais aussi au sabbat (l. c.).*

Fleisch wäre. Man fand bei ihm ein Fäſschen, voll von abgenagten Kinderknochen. Er war so ruchlos, daſs er sogar die Fleischwerdung unsers Herrn Jesus Christus leugnete und war bewandert in allen Arten von Flüchen, die man gar nicht wissen darf. Der Gerichtshof befahl, seinen Prozeſs mit ihm zu verbrennen, so viel Schmutz und Schlechtigkeit steckte darin (*Delancre loc. cit. p.* 790).

Vor dem Parlamente von Bordeaux wurde 1603 Jean Grenier, ein Knabe von 13 Jahren, der Lykanthropie angeklagt.

Margarethe Poirier, ein Mädchen von 13 Jahren, hatte mit dem Knaben zusammen das Vieh gehütet; sie will ihn öfter sagen gehört haben, daſs er Wolf werden könne, so oft er wolle, daſs er schon oft Hunde getödtet, ihr Blut getrunken und ihr Fleisch gegessen habe; es schmeckte aber bei weitem nicht so gut, wie das Fleisch kleiner Mädchen; vor einiger Zeit erst habe er ein Kind getödtet, einige Stücke davon selbst verzehrt, und das Uebrige einem Wolf, der sich gerade in der Nähe befand, hingeworfen, etwas später noch ein kleines Mädchen, die er bis auf die Arme und Schultern ganz und gar aufgegessen habe. Eines Tages, als sie das Vieh hütete, habe sich ein wildes Thier auf sie geworfen, sie an der Hüfte der rechten Seite am Kleide gefaſst und dasselbe mit scharfen Zähnen zerrissen; sie schlug das Thier mit einem Stocke auf den Rücken; es war dichter und kürzer als ein Wolf, das Fell war roth, der Schwanz kurz; nach den Schlägen entfernte sich das Thier einige Schritte, setzte sich wie ein Hund auf den Hintern und starrte sie mit wüthendem Blicke an, so daſs sie aus Angst entfloh; der Kopf dieses Thieres war kleiner als der eines Wolfes.

Ein anderes Mädchen Jeanne Gaboriant 18 Jahre alt, sagt aus: Als sie eines Tages mit andern Mädchen das Vieh gehütet, sei Jean Grenier mit der Frage zu ihnen gekommen, welche von ihnen die schönste sei. Auf ihre Frage, weshalb? erwidert ihr Grenier, weil ich sie heirathen will, und wenn Du es bist, so will ich Dich heirathen! Sie fragte ihn weiter, wer sein Vater sei? „Er ist ein Priester", war die Antwort, und auf die Frage, warum er so schwarz aussehe, und ob das vom Erfrieren oder Verbrennen herkäme, meinte er, das schwarze Aussehen, das käme vom Tragen einer Wolfshaut, die habe er von einem gewissen Pierre Labourant empfangen; das sei ein Mensch mit einer eisernen Kette um den Hals, an der er fortwährend nagte, und in seinem Hause säfsen brennende Menschen auf Stühlen, Andre lägen auf glühenden Betten, ein Theil röstete Menschen und legte sie über Feuerblöcke, wieder Andere steckten in grofsen Kesseln, das Haus aber und das Zimmer wären sehr grofs und ganz finster. Dieser Labourant habe ihm gesagt, dafs er sich mit seiner Wolfshaut in einen Wolf oder in ein andres Thier verwandle; er habe als Wolf Hunde getödtet und ihr Blut getrunken, aber das kleiner Mädchen schmeckte besser; und er streifte in dieser Absicht bei abnehmendem Monde mit neun andern Nachbarn, deren Namen er theilweise nannte, jeden Montag, Freitag und Sonnabend gegen Abend und gegen Morgen, täglich eine Stunde umher.

Jean Grenier ist der Sohn eines armen Arbeitsmannes in St. Antoine de Pizon; seit drei Monaten hat er sich von seinem Vater entfernt, um zu betteln, doch ist er innerhalb dieser Zeit noch bei verschiedenen Herren als Viehhüter im Dienst gewesen. Er erzählt: Als ich zehn oder elf Jahr alt war, hat mich unser Nachbar Duthillaire in der Tiefe eines Waldes einem schwarzen Manne vorgestellt, der sich Herr vom Walde nannte (M. de la Forest) und der mir mit einem Nagel ein Zeichen auf den Hintern eindrückte und mir und Duthillaire Salbe und eine Wolfshaut übergab. Seitdem bin ich als Wolf umhergelaufen. Die Aussage von Margarethe Poirier ist richtig; ich habe sie tödten und aufzehren wollen, und sie hat mich mit einem Stock geschlagen; doch will er nur einen weifsen Hund getödtet, aber nicht von seinem Blute getrunken haben. — Ueber die Kinder befragt, die er als Wolf getödtet und verzehrt habe, giebt er an, er sei einmal auf dem Wege von St. Coutras nach St. Anlaye in einem Dorfe, dessen Namen er nicht wisse, in ein menschenleeres Haus hineingegangen, habe ein Kind aus der Wiege gerissen, und es hinter einem Zaun im Garten grofsentheils verzehrt; den Rest habe er einem Wolfe überlassen. — Bei dem Kirchspiele St. Antoine du Pizon habe er ein kleines Mädchen in einem schwarzen Kleide, welches die Schaafe hütete, angefallen und es ebenso, wie bei dem vorigen Kinde gemacht. Vor ungefähr sechs Wochen habe er ein andres Mädchen in der Nähe eines Steinbruchs angefallen, in Eparon die Hündin eines gewissen Millon, die er aber nicht habe tödten können, weil Millon mit dem Degen dazu gekommen sei. Er habe eine Wolfshaut bei sich, welche ihm der Herr vom Walde bringe, wenn er ihn auf die Jagd ausschicken wolle; vorher aber müsse er sich, nachdem er sich nackt ausgezogen, mit einer Salbe einreiben, die er in einem Topfe verwahrt halte, und seine Kleider verberge er dann im Gesträuch. Er laufe gewöhnlich bei abnehmendem Monde eine oder zwei Stunden am Tage, zuweilen auch in der Nacht, einmal sei er mit Duthillaire umhergelaufen, doch ohne zu tödten. Sein Vater habe ihn mehrmals eingerieben, und sei ihm beim Anziehen der Wolfshaut behülflich gewesen, auch er besitze eine Wolfshaut und habe mit ihm gemeinschaftlich bei dem Dorfe Grillaud ein Mädchen, das Gänse hütete, aufgezehrt. Seine Stiefmutter habe sich von seinem Vater deshalb getrennt, weil sie einmal gesehen, dafs er Füfse von Hunden und die Hände von kleinen Kindern ausgebrochen habe. — Er fügt hinzu, dafs ihm der Herr vom Walde streng verboten, an dem Nagel des Daumens seiner linken Hand zu nagen, der auch viel dicker sei, als die übrigen, dafs ihn dieser, sobald er sich in einen Wolf verwandelt, niemals aus den Augen verliere, und er sogleich seine menschliche Form wieder annehmen müsse, sobald ihn dieser aus dem Gesichte verlöre. — Duthillaire und Grenier werden festgenommen, der Vater des Letztern stellt sich selbst zum Verhör. — Die Aussagen der Eltern sind ganz übereinstimmend in Bezug auf den angegebenen Ort, die Zeit, die

Wunden der Kinder, die Art der Hülfe, welche sie selbst ihren Kindern geleistet, die dabei gesprochenen Worte etc., man konfrontirt ihn, er wird wieder erkannt, namentlich mit Margarethe Poirier, die er unter vier oder fünf Mädchen herauserkennt, und der er seine nicht geheilten Wunden zeigt und mit einem Manne, welcher ihm seinen kleinen Neffen mit den Worten entrissen hatte: ich will Dich schon festhalten. — Bei der ersten Konfrontation mit seinem Vater änderte er Manches in seinen Aussagen; man sah, dafs die lange Dauer des Gefängnisses und sein Elend ihn schwachsinnig gemacht hatten. Bei der zweiten Konfrontation bestätigte er seine frühere Aussage. Gegen die Führung des Vaters lag indefs nicht das Geringste vor, und er wurde nach einer weitläuftigen Untersuchung von der Anklage losgesprochen.

Ehe das Parlament ein Urtheil fällte, setzte der erste Präsident d'Affis in einer glänzenden Rede, in welcher alle Fragen über Zauberei, über die Möglichkeit oder Unmöglichkeit der Verwandlung in Thiere berührt wurden, die Gründe auseinander, weshalb Grenier nicht mit dem Tode zu bestrafen sei. Der Gerichtshof, sagte er, hat auf das Alter und die Imbecillität dieses Kindes Rücksicht genommen, welches so stupide und so sehr Idiot ist, dafs Kinder von 7—8 Jahren gewöhnlich mehr Ueberlegung haben; verkummert in jeder Beziehung ist er so wenig entwickelt, dafs man ihn für zehnjährig halten würde. Das Gericht hofft noch auf seine Besserung. In der weiteren Ausführung wird Lykanthropie und Kynanthropie direkt als eine Abart des Wahnsinns bezeichnet, der als solcher vor Bestrafung nicht unterliegen könne. Grenier wird verurtheilt, lebenslänglich in einem Kloster in Bordeaux angeschlossen zu werden; seine Entweichung aber soll mit dem Tode bestraft werden. —

In der ersten Zeit nach seiner Einsperrung lief Grenier mit grofser Leichtigkeit auf allen Vieren umher, und verschlang mehrmals die noch rohen, blutigen Eingeweide von Fischen. Delancre besuchte ihn sieben Jahre nach seiner Verırtheilung; er fand ihn klein, scheu, so dafs er Niemandem ins Gesicht zu sehen wagte; seine Augen waren tiefliegend und ınstät; seine Zähne lang, breit und nach aufsen hervorstehend; ›eine Nägel schwarz, lang und an einzelnen Stellen abgenutzt. Sein Verstand schien ganz vertrocknet, er war nicht fähig, die gewöhnlichsten Dinge zu begreifen. Er erzählte Delancre, rüher sei er als Wolf in den Feldern umhergelaufen und gestand, dafs er auch jetzt noch Appetit nach frischem Fleische ıabe, namentlich nach dem von jungen Mädchen, das besonlers gut schmecke, und wenn man ihn nicht abhielte, würde r es sich schon zu verschaffen wissen. Zweimal wollte er in einem Gefängnisse den Besuch des Herrn vom Walde emfangen, ihn aber mit dem Zeichen des Kreuzes verjagt haıen. Er bestätigte damals noch alle Angaben aus seinem Proesse. Er starb in seinem zwanzigsten Lebensjahre. (*Delanre tableau de l'inconstance etc. p.* 305 u. a. O.).

Grenier stellte einen ganz ausgebildeten Blödsinn dar, benso wie der vorige Fall, wie Roulet. Es sind namentlich liese beiden Fälle äufserst wichtig, weil sie von den Gerichten ür blödsinnig erkannt worden sind, und es kann bei ihnen ıicht gut der Verdacht begründet werden, dafs der ganze Prozefs von bereitwilligen Richtern imputirt worden ist. Es st dieser Verdacht für die ganzen Hexenprozesse geltend genacht worden, dafs die Schilderungen der Angeklagten nur rdichtet und den Angeklagten nur durch die Martern der Foler nach einem bestimmten Schema ausgeprefst seien. Ich abe mich a. a. O. (der Wahnsinn etc. Einleitung) weitläuftiger ber die Unzulässigkeit ausgesprochen, dieser Annahme eine o weitgreifende Bedeutung zu geben. Sie bleibt deshalb hier nberücksichtigt, wenn ich auch für die Lykanthropie nicht die elegentlichen Zuthaten wegleugnen will, welche die Richter nd Ankläger nach den grade herrschenden abergläubischen ınsichten gemacht haben. — Wiederholt wird das Weihnachtsest, der Tag Johannis des Täufers, der abnehmende Mond als die igentliche Zeit der Lykanthropen bezeichnet. Zeiten, die überhaupt in genauerer Verbindung mit dem Hexenwesen des Mittelalters gedacht werden, und deshalb zur Lykanthropie nur eine nebensächliche Beziehung haben. —

Die mitgetheilten Fälle sind alle, die ich habe auffinden können; der Vampyrismus, der im 17. und Anfang des 18. Jahrhunderts in verjüngter Gestalt auftritt, ist in gewissem Sinne die Fortsetzung der Lykanthropie. Der Wahn der Dämonomanie als Volksleidenschaft ist jetzt vernichtet und der Wahn der Thierverwandlung in die abgeschiedenen Mauern der Irrenhäuser zurückgedrängt, aber noch lebt die Sage in vielen Gegenden Europas, im südlichen Frankreich, in den Ostseeprovinzen, in Ungarn, Mähren etc. und selbst in der Mitte Deutschlands, in der goldnen Aue ist der Name „Wehrwolf" noch als ein Schimpfwort für jeden gierigen und lüsternen Menschen übrig geblieben.

II. Auffassung des Mittelalters. Hexensalben.

Es ist nothwendig, dafs wir die Ansichten der Schriftsteller des Mittelalters über Lykanthropie durchmustern, so wüst und unheimlich sie uns auch entgegentreten. Die allgemeine Volksüberzeugung, die sich in den litterarischen Erzeugnissen einer Zeit kundgiebt, die Ueberzeugung von der realen Gestaltung einer Wahnvorstellung oder wenigstens von der Möglichkeit ihrer Verwirklichung trägt unendlich viel zu ihrer Weiterverbreitung bei, und hindert, indem sie die Erklärung nach natürlichen Gesetzen zurückweist, ihr Absterben. Die Betrachtung der vorwaltend herrschenden Ansichten wird uns auch die nothwendige Kombination der Lykanthropie mit der Dämonomanie nachweisen.

Dafs eine vollständige Verwandlung in Thiere, in andere Gestalten stattfinden könnte, scheuen sich selbst die abergläubischsten Schriftsteller zu versichern. Der Körper freilich kann verwandelt werden, aber die unsterbliche Seele bleibt. Auch dann wird noch der Unterschied zwischen einer wirklichen und blos scheinbaren oder eingebildeten Verwandlung gemacht. Bodin, auch Fernelius (*de abdit. rerum causis*) hält freilich die Verwandlung des Körpers für wirklich und beruft sich dabei auf das Zeugnifs des Thomas von Aquino, der im zweiten Buche seiner Sentenzen allen guten und bösen Engeln ihrer natürlichen Fähigkeit (*ex virtute naturali*) nach, auch das Vermögen zuspricht, unsre Körper umzugestalten. Die essentielle Form des Menschen aber, seine Vernunft bleibt auch hier, und nur der Körper ist wandelbar; denn, fährt Bodin, indem er sich auf dasselbe Zeugnifs beruft, fort, wenn die Menschen Rosen auf einen Kirschbaum verpflanzen, Eisen in Stahl verwandeln, wenn sie künstliche Steine machen können, ist es da befremdlich, dafs der Satan bei der grofsen Gewalt, die er auf die Elementarwelt ausübt, die Form eines Körpers in die eines andern verwandeln kann? (*Démonomanie etc. lib. II, cap.* 6). So frägt auch Emanuel de Ville (*Questions notables sur le sortilège avec deux celèbres arrêts du senat de Savoye* 1697 *in* 12. *in Léon Menabréa Memoire de la société Académique de Savoye* 1846) ob nicht, wenn auch die wirkliche Verwandlung von Menschen in Thiere unmöglich ist, der Satan, von den Körperchen, die in der Luft flottiren, eine Wolfshülle machen, oder auch die Haut eines wirklichen Wolfes nehmen und die Lykanthropen darin einschliefsen könne?

Für das Fortbestehen der vernünftigen Seele in solch umgewandelten Körpern citiren die Schriftsteller eine Menge von Geschichten. Es soll in Italien sogenannte *mulieres stabulariae* gegeben haben, die den Wanderern einen giftigen Käse beibrachten, wodurch sie in Lastvieh verwandelt wurden. So erzählt ein gewisser Praestantius von seinem Vater, dafs dieser nach dem Genusse von solchem Käse eingeschlafen, nach vielen Tagen erst erwacht und innerhalb dieser Zeit die Form eines Pferdes gehabt, auch genau angegeben, wohin und welche Lasten er getragen. Zu derselben Zeit soll auch wirklich ein Pferd von der beschriebenen Form an den bezeichneten Orten gewesen sein. Vielfach modificirt, findet sich die Geschichte einer Eselsverwandlung. Es ist ein Engländer in Cypern, den seine Gefährten, nachdem ihn eine Zauberin in einen Esel verwandelt, verstofsen, bis die Beobachtung, dafs der Esel einmal in der Kirche die Knie beugt, auf die Entdeckung der Schandthat führt, welche die Hexe mit dem Leben büfsen mufs, nachdem sie ihm die frühere Gestalt wieder zurückgegeben. Ein Schauspieler, den zwei ***stabulariae*** auf der Strafse nach Rom in einen Esel verwandelt hatten, soll besonders ergötzlich gewesen sein, und seine Kunststücke sollen viel Geld eingebracht haben, bis er sich zufällig einmal ins Wasser tauchte und dadurch wieder Mensch wurde [1]).

Indefs widerspricht auch die Annahme einer wirklichen Verwandlung, selbst des Körpers zu sehr den philosophischen und namentlich den theologischen Ansichten des Mittelalters, als dafs man dauernd dabei hätte verweilen können. Man macht geltend: Alle Dinge streben nach Vervollkommnung, die Pflanzen haben nur den *esprit vegetatif,* sie streben nach dem *esprit sensitif*, und werden von Thieren verschlungen, die Thiere wieder von Menschen; so gehen die niedern Formen in die höhern auf; auch die Menschen streben nach höheren Formen aber nicht nach niederen (*Prieur de la lykanthropie etc. Louvain* 1596). Aufserdem ist aber nur Gott im Stande, den Körper wirklich zu verwandeln, und es ist Sünde, solche Macht dem Teufel oder einem andern Wesen zuzugestehen. In diesem Sinne spricht sich schon Nifanius (*de lykanthrop. figmento Wittenberg. MDCLIV*) aus. ***Hominum in lupos transmutatio respectu animae daemoni plane impossibilis est*** (*thes. I*). Ebenso unmöglich ist diese Macht in Bezug auf den Körper, denn die bestimmte und abgegrenzte Form des menschlichen Körpers kann nicht mit der unbestimmten Wolfsform verbunden werden.

So vereinigen sich denn die meisten Erklärungen mit unwesentlichen Modificationen dahin, dafs die Thierverwandlung

---

[1]) Schon in der Erzählung des Plinius (s. oben) liegt die zauberische Kraft des Wassers. Die genaueren und ursprünglichen Quellen dieser Erzählungen, die sich bei vielen Schriftstellern mit unwesentlichen Aenderungen vorfanden, vermag ich nicht anzugeben; *cf.* z. B. Delrio *disquis. mag. lib.* 3, *quaest.* 18, dann Schottus *Physic. cur. lib. I*, c. 26. Bodin, Delancre etc.

ein Zauber ein *praestigium* sei. *Prestige* nach Isidorus Erklärung *n'est autre chose sinon quelqu'abus des sentimens et specialement de la vue, d'ou est appelé prestige c'est à dire éblouissement, parcequ'il serre et éblouit de sortes, que les choses semblent autres, qu'elles ne sont.* Der *malleus maleficarum*, dessen erste Ausgabe 1489 erschien, nachdem Innocenz VIII 1484 den Henricus Institoris, und Sprenger mit der berüchtigten Hexenbulle nach Deutschland gesandt hatte, jener *codex* für alle Hexenprocesse, unterscheidet fünf Arten von *praestigien* 1) eine grofse Kunstfertigkeit, die nur wenige Menschen besitzen, die defshalb Anderen, welche sie nicht besitzen, wunderbar erscheint; 2) eine *force speciale*, die in manchen Körpern wohnt, wie manche Steine und Pflanzen bestimmte Eigenthümlichkeiten haben; 3) ein andrer Zauber entsteht dadurch, dafs der Teufel die Gestalt eines Körpers annimmt; 4) dafs er die Organe des Gesichts blendet und verwirrt; 5) dafs er die Einbildungskraft erregt und die Sinne bezaubert. Diese Grundsätze sind in den weiteren Diskussionen über die Zulässigkeit und Möglichkeit der Wolfsverwandlung wieder herauszuerkennen.

Mit grofser Klarheit und Vollständigkeit natürlich nur nach dem damaligen Standpunkte der Ansichten setzt Casmannus (*Psychologia anthropologica sive animae humanae doctrina MDXCIV p. II, cap. VIII*) die Unmöglichkeit einer Thierverwandlung auseinander: Die Verwandlung könnte entweder blos in Bezug auf den Körper oder in Bezug auf Körper und Seele stattfinden. Im ersteren Falle müfste die Seele den Körper verlassen. Das ist nicht möglich, denn 1) mufs dann der entseelte Körper zurückbleiben, 2) wissen wir, dafs ein Scheiden der Seele Schmerzen verursacht, und die Thierverwandlung soll im Gegentheil Wohlbehagen verursachen, 3) ist das Loslösen der Seele eigentlich gleichbedeutend mit Tod; kein Mensch spricht aber bei der Thierverwandlung von Sterben. 4) Es ist nicht einzusehen, wo die fortgegangene Seele sogleich wieder einen Körper finden soll, und weder die guten, noch die bösen Engel können ihr sogleich einen andern verschaffen, auch ist die Seelenwanderung als Princip nicht anzuerkennen; endlich 5) wenn die Seele einen andern Körper fände, dann besäfse sie zwei Körper, und dann entsteht die grofse nicht zu lösende Frage, in und mit welchem Körper sie auferstehen sollte. Wenn aber die Seele wirklich in ein Thier übergeht und zwar in eins der vollkommneren, wie in einen Wolf, wo soll die Thierseele hin, da zwei Seelen in einem Körper nicht existiren können? Assimiliren kann sich die menschliche Seele mit dem thierischen Leibe ebenfalls nicht, denn die Seelen der höheren Thiere werden aus der Kraft der Materie herausentwickelt (*de materiae potentia educuntur*) nicht aber, wie die menschliche von aufsen an die Materie herangeführt. Die scheinbar Verwandelten haben auch kein thierisches Gelüst; die Katzen fallen nicht Mäuse an, sondern Menschen (kleine Kinder). So kommt Cassmann dazu, das Ganze für ein Blendwerk des Teufels zu erklären, welcher die Phantasie so umzuformen vermag, *ut omnino sensus ad suum judicium rapiat*, und er bedarf dazu nicht einmal des Mittelgliedes von Zauberei, nicht der Anwendung von Salben oder von giftigem Käse, des Eintauchens ins Wasser etc.

Müller in seiner Dissertation (*Lipsiae* 1673) unterscheidet eine *mutatio substantialis* und *accidentaria*, gegen die sich aber vielerlei Bedenken erheben liefsen, und eine *mutatio* durch *vi praestigatoria*. Diese kann auf verschiedene Weise vermittelt werden. Sie kann eine objective und eine subjective sein. So dringt schon Schottus (*loc. cit. p.* 123) darauf, anzuerkennen: es sei doch ein grofser Unterschied, ob auch andere Menschen, die in Wölfe, Hunde und Katzen verwandelten, sähen, oder ob die Menschen sich selbst nur so vorkämen. Ein Dämon kann zwar die Menschen einschläfern und den Schlafenden allerhand Gaukelbilder vorspiegeln, und das geschieht auch sehr oft, aber wenn dies vorkommt, so erscheinen die Menschen doch nicht Andern als Thiere, sondern blofs sich selbst [1]).

Die objective Verwandlung kann nach der Meinung Einiger auch dadurch bewirkt werden:

1) Der Teufel nimmt heimlich den menschlichen Körper fort [2]) und substituirt einen thierischen dafür.

2) Er schläfert die, die er verwandeln will, ein, entrückt sie den Augen Aller, und nimmt selbst die Form des Thieres an, entweder wirklich oder als Luftgebild.

3) Er wirft thierische Gliedmafsen und Felle über den menschlichen Körper. Wir haben oben ein solches Beispiel von der sterbenden Wölfin gehabt, welcher ein Priester das Sakrament reichte, und die ihre Wolfshaut bis zum Nabel abstreifte und dann als altes Weib erschien.

4) Er umgiebt den menschlichen Körper mit luftigen Gebilden, welche das Ansehen von Thieren haben. Dafs bei Verwundungen des thierischen Körpers auch der Mensch mit verwundet wird, erklärt sich daraus, dafs das luftige Gebilde nachgiebt und zurückweicht (*cf.* oben).

Bei der Auseinandersetzung der subjectiven Verwandlung müssen die Schriftsteller natürlich darauf kommen, irgend eine krankhafte Veränderung im Organismus anzunehmen, welche Phantasmen erzeugt; denn, wie schon früher angeführt, entschliefsen sich selbst die am meisten Befangenen aus theolo-

---

[1]) *Potest daemon soporare corpora humana, potest mira dormientibus ac somniantibus objicere simulacra et vere etiam saepe facit — at id semper omnibus, qui se in bestias mutatos asserunt, contigisse nego, quoniam, qui hac ratione deluduntur sibi solis, non aliis etiam bestiae videntur.* Er fährt fort: *Somniat ergo Wierus aut delirat, dum id persuadere conatur.* Es ist ganz richtig, dafs er die Ansicht von Wier verwirft, der ganze Wahn sei blos durch im Schlafe erzeugte Phantasmen entstanden, und wir werden dies ausführlicher zu besprechen haben, aber die Art und Weise, wie es Schottus gethan hat, ist natürlich nicht haltbar.

[2]) *Latenter surripit corpus humanum.*

gischen Gründen nicht, eine völlige Umgestaltung, eine Veränderung von Leib und Seele zuzugestehen.

Für eine Krankheit, ohne sich weiter auf den Ursprung der bestimmten Wahnvorstellung einzulassen, erklären die alten Aerzte Aegineta, Aetius, die Araber die Lykanthropie, sie ist ihnen eine *species* der Melancholie; auch Forestus, dessen Beispiele wir oben angeführt haben, ist derselben Ansicht (*cf.* auch van Swieten *Commentar. in Boerhave tom III.* §. 1120).

Wie aber im Mittelalter jede Erscheinung, die etwas aufsergewöhnlich war, auf den Einflufs eines bösen Geistes geschoben wurde, so fallen selbst diejenigen Schriftsteller, welche die Lykanthropie als eine Art Exstase, als eine Melancholie betrachten, immer noch auf den Teufel, als den letzten Erklärungsgrund. Wenn sie auch nach dem Standpunkt der damaligen Kenntnisse (gewöhnlich auf humoralpathologische Weise) eine Erscheinung wissenschaftlich zerlegt haben, es scheint ihnen keine Befriedigung zu gewähren, dabei stehen zu bleiben, sondern durch Einmischung ihres abergläubischen Unsinns bringen sie sich sofort wieder um jedes Verdienst, was man ihnen sonst hätte zuschreiben können.

Caspar Peucer, der Schwiegersohn von Melanchthon, stellt in seinem Buche *Commentar. de praecipuis divinationum generibus etc.* (*Servestae MDXCI*) die verschiedenen Ansichten über Exstase zusammen (p. 166).

„Ein Loslösen der Seele vom Körper findet nicht statt. Aus sich aber hat der Geist jene wunderbaren und grausamen Gedanken nicht, sondern wird nur vom Teufel darin unterrichtet. Denn ohne die Hülfe und das Mittelglied des Gehirns und der *spiritus animales* kommen gar keine Gedanken. Kommen doch Gedanken, so können sie nur vom Teufel sein. Die Aerzte rechnen Exstase zu den Formen der Melancholie. Der *humor melancholicus* verändert nämlich die Mischung des Gehirns und der Geister; darnach findet ein Zurückziehen und Versenken (*successus* und *demersus*) der Seele in sich selbst statt, eine stärkere Richtung und ein Hinneigen auf einen Gedanken.

So entfernt sich die Seele gleichsam von der Verwaltung des Körpers, sie ist einzig und allein auf das Werk der Gedanken gerichtet; der Körper ist entseelt, verlassen von seinem Führer, unfähig seine Funktionen weiter auszuüben. Nur das Gehirn wird von dem *humor melancholicus* gereizt und erzeugt Phantasien. Die gebildeten Gedanken aber entsprechen der Natur des *humor melancholicus*; wenn frischeres Blut die *atra bilis* aus dem Gehirn wegspült, so sieht der Mensch freundliche Bilder, im Gegentheil hat er Bilder von Mord und Brand etc. Doch, meint er weiter, könnten gewifs nicht alle Exstasen, wo wunderbare, unbekannte Dinge zum Vorschein kämen, auf diese Weise gedeutet werden, und nachdem er noch viele Beispiele angeführt, selbst zugegeben hat, dafs bei manchen Völkern diese *praesagi furores* epidemisch seien, kommt er doch noch zu dem Ausspruche: Der eigentliche Grund aber ist nur der Teufel, der mit dem lieben Gott streitet; blos die Kirche kann entscheiden, ob die Visionen göttlich oder teuflisch seien".

Nynauld (*De la lykanthropie etc. Paris MDCXV*) [1]) der übrigens die Lykanthropie für eine reine Krankheit erklärt, deutet bis auf den einen Punkt, dafs er doch den Teufel hineinspielen läfst, die Visionen ganz vernünftig: Der Teufel verwirrt blos die Sinne; *quand la concoction se fait, les vapeurs grossières montans au cerveau, troublant la faculté imaginative. La variété de ces visions est causée selon la diversité des vapeurs, qui ensuive la nature de la viande, qu'on mange;* bei schwer verdaulichen Speisen (die

---

[1]) Der vollständige Titel lautet: *De la lykanthropie, transformation et extase des sorciers, où les astuces du diable sont mises tellement en evidence, qu'il est presque impossible, voire aux plus ignorants, de ce laisser doresenavant seduire. (Avec la refutation des argumens contraires que Bodin allègue au 6 chap. du second livre de sa démonomanie pour soustenir la réalité de ceste prétendue transformation d'hommes en bestes par* Nynauld, *Dr. en med.*

meisten Hexen sind arme Leute und nähren sich defshalb vorzugsweise von Hülsenfrüchten) und bei schwacher Verdauung an der alte Weiber gewöhnlich auch leiden, verwandelt sich fast die ganze Speise in *vapeurs grosses*, welche die Intelligenz schwächen, und dadurch der Phantasie gröfsern Spielraum geben. Die Melancholischen sind am meisten solchen Anfechtungen unterworfen (*cap. I*).

Der *humor melancholicus* und die *vapeurs grosses* bilden in diesen Ansichten schon das vernünftige Mittelglied. Von gröfserer Bedeutung, als diese Erklärungen ist die Meinung, dafs die Phantasien vom Sabbat, die wunderbaren Aussagen der wegen Hexerei Angeklagten die Erzeugnisse eines kataleptischen Zustandes seien, die Erzeugnisse der Anwendung von narkotischen Mitteln. Man findet durch das ganze Mittelalter hindurchgehend, Angaben über die Anwendung von narkotischen Salben. Es konnte den Untersuchungsrichtern nicht entgehen, dafs die Angeklagten zu der Zeit, wo sie beim Hexensabbat gewesen sein sollten, sich nicht von der Stelle gerührt, ihr Bett nicht verlassen hatten. Wie war es also möglich, dafs sie von den Erscheinungen des Sabbats genaue Erzählungen machen konnten? Man deutete sich das so, dafs manche Hexen und Zauberer, gewöhnlich die von hoher Stellung und vornehmer Herkunft, nicht in Person zu den Versammlungen der Synagoge des Teufels zu gehen wagten, aus Furcht erkannt zu werden. Defshalb gestattet ihnen der Teufel geistig hinzugehen; wenn sie sich mit einer Salbe eingerieben haben, so bleibt der Körper im Bette liegen und die Seele trennt sich auf einige Stunden von ihm. Man hat diese Erklärung auch für die Lykanthropen geltend gemacht, und ich mufs defshalb, obgleich ich diesen Gegenstand bereits in meiner Bearbeitung des Calmeil berührt habe (S. 65) noch genauer darauf zurückkommen.

Wir finden im Mittelalter eine Menge von Beispielen von exstatischen Zuständen mit Katalepsie; nach dem Erwachen erzählen die Befallenen wunderbare Gesichte; so in Barth. *de Spina* (*de strigibus* gewöhnlich den Ausgaben des *malleus maleficarum* beigedruckt; in *Wierus loc. cit.* in *Delrio disquis. magicae etc.*).

Peucerus (*loc. cit. p.* 171 *et sequ.*) erzählt bei einem rohen und abergläubischen Volke, welches den äufsersten Theil von Skandinavien bewohnt, von einem ähnlichen Orakeldienste, wie bei den alten Völkern, wo jedoch ebenfalls durch eine Art wahrscheinlich künstlich erzeugter Exstase Prophezeihungen entstanden. „Wenn irgend ein Fremder wünscht, über die Seinigen etwas zu erfahren, so geschieht es, und wenn diese auch noch so weit entfernt wären, auf folgende Weise: *Incantator, postquam usitatis ceremoniis evocatos deos suos compellavit, subito collabitur et exanimatur, quasi exstincto illo, revera abscedat ex corpore anima. Neque enim aut spiritus in eo reliquus esse aut restare cum vita sensus aliquis et modus videtur. Sed ut adsint semper aliqui, oportet, qui projectum et exanime corpus custodiant, quod cum non fit, daemones id abripiunt. Horis viginti quatuor elapsis reverente spiritu, ceu profundo somno, cum gemitu expergiscitur exanime corpus, quasi revocetur in vitam ex morte, qua conciderat. Postea sic restitutus interrogata respondet et ut fidem faciat, percontatori recenset aliquid, quod agnoscat ille et certo sciat, in aedibus suis aut cognatorum fuisse* [1])".

---

[1]) Bei demselben Volke herrscht auch eine grofse Furcht vor Gespenstern. Die Schatten ihrer eigenen Verwandten kommen am häufigsten wieder und beunruhigen sie. Sie wissen dies blos durch ein Mittel und zwar dadurch zu verhüten, dafs sie deren Leichname unter ihrem eignen Heerde beerdigen. Aehnliche Beobachtungen sind in neuerer Zeit im nördlichen Asien von dem exstatischen Wahnsinn der Schamanen gemacht worden; von Matuschkin, welcher den Oberst Wrangel auf seiner Nordpolexpedition begleitete, hat in Alar Süüt eine Tagereise von Werchojansk 1820 einen solchen Fall beobachtet. Der Schamane versetzt sich nicht blos durch sehr gewaltsame heftige Bewegungen seines Körpers, durch wilden Tanz in eine unnatürliche Aufregung, sondern er geniefst auch in den Zwischenaugenblicken des Ruhens noch ein aus Fliegenschwamm bereitetes Getränk oder starken

Die Fähigkeit wahrzusagen interessirt uns bei diesem Volke zunächst nicht; was wir hauptsächlich hervorheben wollen, ist die Ansicht von der völligen Loslösung der Seele vom Körper. „Es müssen Andre über den entseelten Körper wachen, damit ihn die Dämonen nicht fortreifsen". So hat man auch bei den Hexen beobachtet, dafs wenn man sie aus ihrem exstastischen Zustande weckt, oder genau zusieht, bis sie von selbst aufwachen, die fortgezogene Seele in Form einer goldenen Fliege wiederkehrt und dabei etwas Geräusch macht. Dann erst wacht die Hexe auf. Man hat dadurch mehre Hexen entdeckt und Gelegenheit gefunden, sie zu verbrennen. Der Mund mufs defshalb bei solchen Exstasen auch immer halb geöffnet bleiben und man behauptet, dafs wenn man den Mund zumacht oder den Körper umdreht, die Seele, die nun keinen Zugang mehr zum Körper habe, wieder fortfliege. Nynauld (*loc. cit.*) hält dies für unmöglich und schiebt Alles auf den Teufel, der selbst unter der Form einer Fliege (***Beelzebub***, Fliegengott) den ganzen Spuk verübe.

Die Sache läfst sich auf natürlichem Wege so erklären: Es mögen die Thatsachen häufig genug beobachtet worden sein, dafs Weiber in exstastisch kataleptischem Zustande gestorben sind, oder dafs man einen Zustand von Bewufstlosigkeit

---

Branntwein und athmet starken Tabak ein. Dann fällt er bewufstlos zu Boden, es folgen heftige Zuckungen, endlich ein dem Starrkrampf ähnlicher Zustand. Zuweilen erwacht er von selbst, oder er wird durch das Klingen metallener Geräthschaften aufgeweckt. Seine Augen sind starr, seine Glieder von andauerndem Zittern befallen, und nun antwortet er auf die Fragen der Herannahenden und prophezeiht. Der Zustand endet gewöhnlich, dafs der Schamane abermals zu Boden stürzt, in Konvulsionen verfällt, aus denen er allmählig zu sich kommt. Ein bleiches gedunsenes Gesicht, rothe entzündete Augen, ein hinfälliger Körper verrathen eine Disposition zum Schamanischen Wahnsinn. (*cf.* Schubert Geschichte der Seele Seite 393 etc.) Ueber ähnliche krankhafte Erscheinungen und besonders über den in vielen Beziehungen hierher gehörigen *second sight* der Schottländer und der Bewohner der fernen Inseln *cf.* hauptsächlich Horst Deuteroskopie.

aus irgend welchen Ursachen entstanden, für eine Exstase gehalten hat. Für einen Menschen, bei dem die Respiration ohnehin sehr dürftig von Statten geht, ist es ein noch gröfseres Hindernifs für das Fortleben, wenn man den Mund zumacht oder wenn man ihn gar auf den Bauch legt und den Thorax dadurch zusammendrückt.

Die Zusammensetzung der Salben wird von den Hexenschriftstellern ziemlich übereinstimmend angegeben (*cf.* bes. Bapt. ***Porta magia natural. lib. II,*** Nynauld *loc. cit.* Remigius ***daemonolatr. lib. I, cap. III,*** endlich Möhsen in der Geschichte der Mark Brandenburg, in denen sich die Angaben der übrigen Schriftsteller am vollständigsten zusammengetragen finden). Es sind fast alle Narkotika aufgeführt, ***solanum somniferum,*** Akonit, Hyoscyamus, Belladonna, Opium, Mohn, *acorum vulgare, Sium.* Diese werden gemengt, gekocht und eingedickt mit Oel, oder mit dem Fett kleiner Kinder, die geschlachtet worden sind, wie dies besonders die Hebeammen am Rhein (*cf.* Bodin und Sprenger) gethan haben sollen, Blut von einer Fledermaus, von einem Wiedehopf, das Oel und Fett nach einigen nur defshalb, damit die Poren geöffnet werden sollen, und die Substanzen besser eindringen können, das Fett kleiner Kinder aber nur auf besondern Antrieb des Teufels, damit er die Zauberer durch so unermefsliche Sünden ganz zu seinem Eigenthum mache, endlich werden Pappelblätter, Rufs, Bitumen etc. hinzugethan. Nach der verschiedenen Zusammensetzung werden Unterschiede der Salben, je nach ihrer Wirkungsweise gemacht. So trennt Nynauld (*loc. cit.*) drei Arten von Salben. Die erste läfst, wenn der ganze Körper bis zum Rothwerden eingerieben worden ist, glauben, dafs der Körper in die Lüfte gehoben worden sei; je nachdem die narkotischen Substanzen zum Gehirn in die Höhe steigen, drängen sich phantastische Figuren mit ins Bewufstsein, und das Gehirn wird mit verschiedenen Bildern angefüllt. Durch die zweite Art der Salbe führt der Teufel die Menschen grofse Strecken weit fort, und durch die dritte erregt er den Wahn der Umwandlung in Thiere. So sind in der *magia natur.* (*lib. VIII*) Fälle, wo ein Mensch nach einem Tranke eine Gans zu sein glaubt, und mit dem Schnabel auf dem Fufsboden umherhacken will, ein andrer sich ein Fisch zu sein dünkt und in der Luft Schwimmbewegungen macht. Es schliefst sich hier die Ansicht an, die sich in der Therapie des Mittelalters als die Lehre von den Signaturen geltend machte, dafs, wenn man die Theile eines Thieres in einer bestimmten Mischung gäbe, der Wahn entstehe, in dieses Thier verwandelt zu sein, Träumereien, welche durch die Experimente mit Transfusionen sich wissenschaftlich zu begründen versuchten. Wir haben oben in den einzelnen Geständnissen der wegen Lykanthropie Angeklagten gesehen, dafs auch sie Anwendung von Salben gemacht haben wollten.

Dies sind die herrschenden Ansichten in der Litteratur des Mittelalters, welche auf die Verwandlung in Wölfe ihre Anwendung finden können. Das Bewufstsein einer sachgemäfsen Erklärung einer natürlichen Deutung der pathologischen Verhältnisse, das im Alterthume viel entschiedener sich herausgebildet hatte, wird durch die fortwährende Rücksicht auf dämonische Einwirkung verdüstert und verkümmert; die Versuche, die Erscheinungen durch *Narcotica* zu erklären, bilden gewissermafsen die Zwischenstufe, den vermittelnden Uebergang der Ansicht, die sich von der sinnlos abergläubischen Vorstellung der unmittelbaren, dämonischen Wirkung zwar losgerissen hat, die sich aber zu der reinen unverfälschten Ansicht des Thatbestandes noch nicht erheben konnte. Dafs in manchen Fällen Narkotika angewendet sein können, dafs *Narcotica* seltsame Hallucinationen hervorzurufen im Stande sind, will ich keinen Augenblick in Abrede stellen. Gerade die, in der neuesten Zeit mit dem *Haschisch*, einem Extract aus dem Saamen der *cannabis indica* und einem gewöhnlichen Berauschungsmittel im Orient bei uns angestellten Experimente scheinen der Wahrscheinlichkeit Vorschub zu leisten, dafs im Mittelalter Aehnliches stattgefunden habe (*cf.* Moreau *Du haschisch Paris* 1845, Brierre de Boismont *Des hallucinations*). Ich will nur einen Fall hier citiren. Macario (*sur les hallucinations* in den *Annales medico-psychologiques tom.* 6, *p.* 30) hat selbst eine Dosis von diesem Extract genommen, obwohl er leider nicht angiebt, wieviel. Nach einer Viertelstunde fühlt er Ameisenkriechen in den Beinen; es kommt ihm vor, als ob seine Hände mumienartig vertrockneten. Er springt wüthend in die Mitte des Zimmers, weil er in diesem Augenblick glaubt, ein Räuberhauptmann zu sein; seine Persönlichkeit ist dabei nicht aufgehoben, er weifs sehr wohl, dafs er kein Räuberhauptmann ist, aber eine unwiderstehliche Gewalt zwingt ihn, sich so zu benehmen. Nach einer halben Stunde sehr grofse Hinfälligkeit, dann wird er sehr heiter und im dritten Stadium ganz rasend und kann nur mit Mühe von Gewaltthätigkeiten zurückgehalten werden. Hallucinationen hat Macario in keinem Stadium gehabt, wohl aber andere Personen, welche ebenfalls von dem Mittel genommen. Einer sah Schmetterlinge, Einer die Sonne in der Mitte des Plafonds; Alle hatten ein grofses Gefühl von Leichtigkeit, als ob sie in den Lüften davon fliegen sollten. Aehnliche Beobachtungen haben wir bei Experimenten mit diesem Mittel an Geisteskranken in der Charité in Berlin zu machen Gelegenheit gehabt, (Medicinische Reform No. 26). Trotz dieser, scheinbar einen sichern Anknüpfungspunkt darbietenden Erfahrungen, fühle ich mich doch keinen Augenblick der Nöthigung enthoben, für die Lykanthropie noch andere wissenschaftliche Erklärungsgründe aufzusuchen; es scheint mir ein zu summarisches Verfahren, wenn man den ganzen Hexenprocefs und auch die Lykanthropie der Anwendung narkotischer Salben beimessen wollte. Die in einer gewissen Reihefolge entwickelten Vorstellungen der Lykanthropen zwingen uns, bei den *Narcoticis* nicht stehen zu bleiben. Wenn sie von Einzelnen angewendet worden sind, was allerdings möglich, aber nicht erwiesen worden ist, so konnten sie nur eine grofse Exaltation erzeugen, unter Umständen vielleicht einen kataleptischen

Zustand, eine allgemeine phantastische Aufregung und dadurch eine Disposition zu bestimmten Hallucinationen und Wahnvorstellungen. Nach den gewöhnlichen medicinischen Erfahrungen verursachen Excitantia, ebenso wie Narkotika nur eine untergeordnete Folge von Sinnestäuschungen, und sie geben keinen Aufschlufs über die specifische Form der Hallucination, der Wahnvorstellung.

Nicht einmal im Mittelalter erschien die Wirkung einer giftigen Salbe allein genügend, um den Zauber hervorzubringen. So sagt Remigius (*Daemonolatr. Colon.* 1596, *lib.* 1, *cap. III*): Die Hexen bestrichen mit ihrer magischen Salbe die Hände und sich ganz und gar ohne Schaden; für Andre jedoch, welche nur den äufsersten Saum am Kleide der Hexe berühren, wird die Salbe sogleich tödtlich, wenn nämlich der *animus laedendi* damit verbunden ist; und Remigius glaubt daher, dafs die äufsere Einreibung nur ein Symbol für das Bewufstsein sei, welches die Unglücklichen zu ihrem verabscheuungswürdigen Verbrechen unter Leitung und auf den Rath des Teufels mitbringen. Der Teufel also, oder vielmehr der innerliche Vorgang, den der Teufel vermittelt, ist die Hauptsache und die stoffliche arzneiliche Wirkung nur ein beigeordnetes unterstützendes Mittel. Noch entschiedener äufsert sich Casmannus darüber (*loc. cit. p. II, p.* 64). Es ist ganz falsch, dafs man den Einreibungen oder Beschwörungen oder dem Wasser oder gewissen Speisen und Getränken die Kraft zuschreibt, die Menschenleiber zu verwandeln. „*Sed transmutationes hae fiunt, dicet aliquis, ubi vel cibus sumitur, vel corpora unguntur, aut aquis homines immerguntur, aut verbis quibusdam incantantur. Sit ita; fiant, verumtamen non fiunt, quia haec adhibentur. Lavit quidam, cum esset eclipsis, aut non quia lavabat erat eclipsis. Non negamus transmutationes fieri, dum haec adhibentur; negamus idcirco fieri, quia haec adhibentur*". Der Grund dieser scheinbaren Verwandlung ist nur in zwei Dingen zu suchen, einmal in denjenigen, welche sich selbst verwandelt vorkommen, dann in denjenigen, welche Andere in diesen fremdartigen Gestalten zu erblicken meinen. Wir haben nur zu fragen, was jene glauben läfst, verwandelt zu sein, und was die Sinne der Anderen so verblende. „*Utrobique, operam diaboli praecipuam censemus esse causam. Hic prioribus persuadet, quod in bestias convertuntur et posteriores fascinat, ut sub brutorum formis se conspicere arbitrentur, eos, qui propriam humanamque retinent.*" — Auch die Annahme einer spontanen Exstase, eines blofsen Träumens, wie es vorgekommen sein kann (*cf.* oben *p.* 10 den Fall von Kanold) genügt keineswegs, um die vorhandenen Thatsachen zu entkräften, und enthebt uns nicht der Verpflichtung, eine weitere Erklärung für die eigenthümliche Form der Wahnvorstellung zu suchen.

III. Epikrise. Die Entstehung des Wahns der Thierverwandlung.

Was wir aus dem Alterthume über die Thierverwandlung wissen, ist in Sagen und Mährchen gehüllt; erst im Mittelalter formen sich die Personen und Verhältnisse und werden zu Krankengeschichten, aber es ist ein so grauses und spukhaftes Wesen darin, es liegt dem gewöhnlichen Leben so fern und scheint so sehr ohne innern organischen Zusammenhang mit dem, was sonst der Mensch fühlt, denkt und will, daſs der oberflächliche Beschauer versucht wird, das Ganze als eine isolirte, räthselhafte und unzerlegbare Thatsache stehen zu lassen. Ich werde in den folgenden Zeilen versuchen, den Wahn der Thierverwandlung an menschliche Zustände, Gefühle und Vorstellungen gebunden darzustellen. Auch die Phantasie hat ihre Gesetze; nicht schrankenlos, sondern an organische Prozesse gefesselt, muſs sie in ihren kühnsten und freisten Kombinationen den gegebenen natürlichen Grund auffinden lassen. Es ist der Mythenkreis eines jeden Volkes aus einfachen wahren Begebenheiten hervorgewachsen, denn je weiter eine Begebenheit in die Vergangenheit zurücktritt, desto mehr liebt und strebt der Mensch, auch in seinem eignen, kurzen Leben, sie mit dichterischem Gewande zu umkleiden. Der Historiker, der Naturforscher mufs aus dieser Umhüllung das Wirkliche herauserkennen; er kann es, weil die Grundbedingungen des menschlichen Lebens, des leiblichen und des geistigen überall und zu allen Zeiten dieselben gewesen und geblieben sind. Halten wir diese Gedanken für die Lykanthropie, für den Wahn der Thierverwandlung fest, so wird sich die wunderbare, isolirte Thatsache bald in einen zusammenhängenden Prozefs auflösen.

Nur allmählig löste sich das Bewufstsein der Menschen von der ihn umgebenden Natur ab; er war ursprünglich eins mit den Bäumen, Quellen und Thieren. Im unmittelbaren Verkehr traten ihm die Thiere am nächsten [1].

„Es ist nicht blos die äufsere Menschähnlichkeit der Thiere, auch die Wahrnehmung ihrer mannigfaltigen Triebe, Begehrungen, Kunstvermögen, Leidenschaften und Schmerzen zwingt in ihrem Innern ein Analogon von Seele anzuerkennen, das bei allem Abstand von der Seele des Menschen ihn in ein so empfindbares Verhältnifs zu jenen bringt, dafs ohne gewaltsamen Sprung Eigenschaften des menschlichen Gemüths auf das Thier und thierische Aeufserungen auf den Menschen übertragen werden dürfen. — Die frühern Zustände menschlicher Gesellschaft hatten dies Band noch fester gewunden. Alles athmete noch ein viel frischeres, sinnliches Naturgefühl. Jäger und Hirte sahen sich zu einem vertrauten Umgang mit den Thieren bewogen, und tägliches Zusammensein üben sie im Erlauschen und Beobachten aller ihrer Eigenschaften. Damals wurden eine Menge nachher verlorener oder geschwächter Beziehungen zu den Thieren entwickelt. — Blieben nun zwar in der Wirklichkeit immer Schranken gesteckt und Grenzen abgezeichnet, so überschritt und verschmolz sie doch die ganze Unschuld der phantasievollen Vorzeit allenthalben. Wie ein Kind, jene Kluft des Abstandes wenig fühlend, Thiere bei-

[1]) Jacob Grimm, Reinhart Fuchs, cap. I.

nah für seines Gleichen ansieht und als solche behandelt, so faſst auch das Alterthum ihren Unterschied von den Menschen ganz anders, als die spätere Zeit. Sagen und Mythologien glauben Verwandlungen von den Menschen in Thiere und hierauf gebaut ist die wunderbare Annahme der Seelenwanderung". Wie sich dann später um diesen Zusammenhang des thierischen und menschlichen Lebens her die vielgeschäftige Sage und die nährende Poesie ausbreitet und ihn dann wieder in den Duft einer entlegenen Vergangenheit zurückschiebt und die Grundlage der Thierfabel abgiebt, berührt nicht mehr unsern Zweck; wir haben in den oben ausgesprochenen Sätzen den in der Entwickelung des Menschengeschlechts natürlich gegebenen Hintergrund für den Glauben an die Verwandlung in Thiere gefunden.

In den mythologischen Vorstellungen des Orients bildet die Thierverwandlung einen integrirenden Theil, selbst die Götter Griechenlands lassen sich herab und bedienen sich eines Thiergewands, um irdische Zwecke schneller, sichrer und unentdeckt ausführen zu können, weil es ihnen in menschlicher Form weniger leicht geglückt wäre. Von der Annahme einer menschenähnlichen Thierseele und der Annahme des Uebergangs der Menschenseele in das Thier (Metempsychose) und umgekehrt ist nur ein kleiner Schritt. Die Lehre der Metempsychose ist zunächst auf das Bewuſstsein der Stufenleiter vom Thiere zum Menschen gegründet. Die Annahme einer beseelten Thierwelt war da, aber für das reflectirende Bewuſstsein war dies noch ein Räthsel, denn noch kann die Naturwissenschaft nicht die Entwickelung der psychischen Thätigkeitsäuſserung aus dem Organismus herleiten. Die menschliche Seele mit ihrem Bewuſstsein erscheint als ein fertig Gegebenes und Präexistirendes; psychologisch liegt in der Annahme der Metempsychose die erste Ahnung oder das Streben nach einer Geschichte des entwickelten Bewuſstseins. Die Naturphilosophie hat in der neuern Zeit für die Bildung des Organismus denselben Gedanken ausgesprochen, und in der Bildung des menschlichen Fötus eine Reihe von Thierwandlungen zu sehen geglaubt, ein Fortschreiten von der niedern Gattung zu der höhern. Nach dem Tode geht die Entwicklung der Seele weiter; sie kann erst stufenweise zu ihrem Zurücksinken in den Aether, in den *νοῦς*, in Brahma, in Gott gelangen. Das menschliche Leben ist nur ein Theil jener Entwicklung, und auf jeder Stufe kann sie stehen bleiben und zurücksinken in gröfsere Niedrigkeit; deshalb wird in religiöser Hinsicht, in der Schilderung des Lebens nach dem Tode die Metempsychose verwerthet, als Belohnung und Bestrafung. Ein wilder, grausamer Mensch wird in den Leib eines wilden Thieres hineingebannt, und frühzeitig schon erscheint die Thierverwandlung als Fluch der Götter für eine böse That[1]) (*cf. p.* 1. *Lycaon*). Wo sich ferner mit der Vorstellung an das lebendige Eingreifen böser, unheimlicher Wesen (Dämonen) in das menschliche Geschick der Glaube an Zauberei ausbildet, da wird zur Bezeichnung des nicht Menschlichen, des Widerlichen und Menschenfeindlichen ein solch böser Geist und seine Untergebenen, die Zauberer, Hexen, etc. unter der Form einer scheufslichen

---

[1]) *Cf.* über die Seelenwanderung bei den Indiern Windischmann, die Philosophie im Fortgange der Weltgeschichte. 1. Bd. 4. Abth. 1834. Die Loose und Wanderungen des Lebendigen. S. 1624 etc. Auszüge aus Manu und den Upanischaden. So kommt z. B. derjenige, der einen Brahma getödtet hat, in den Mutterleib einer Gazelle hinein, in den eines Hundes, Schweins oder Kameels; wer Fleisch gestohlen, wird ein Geier, wer eine Kuh, ein Alligator etc. *cf.* Stenzler. Yâjnavalkya's Gesetzbuch. Deutsch herausgegeben. Berlin 1849 p. 112. Vers 207.

Die Begriffe von Metempsychose in der griechischen Philosophie bei den Pythagoräern, in der weitern Ausbildung der Platonischen Lehre sind offenbar orientalischen Ursprungs, denn auch die Perser, die Thrazier etc. hatten dieselben Vorstellungen. Es ist bekannt, wie die Juden aus der Babylonischen Gefangenschaft ein ausgebildetes System von Engeln und gefallenen Engeln oder Teufeln mitbrachten, und dann in ihre religiösen Vorstellungen hineintrugen. Im Plato sind die darüber sprechenden Stellen namentlich im Phaedrus und Timaeus, dann *vid.* Cicero in *Tuscul. quaest. I*, und *Somnium Scipion.*

Thiergestalt dargestellt, wovon das ganze Alterthum, wie auch das Mittelalter wimmelt. Aus dem Mittelalter erinnere ich nur an die Katzen, als welche die Hexen, um ihr Vampyrgelüst zu befriedigen, sich zu den kleinen Kindern schlichen, an die Bocksgestalt des christlichen Teufels, etc. Auch in der indischen Mythologie kommen Buhlgeister unter der Form von Hunden, Katzen und Tigern und andern scheufslichen Thiergestalten zu den Frauen und erdrücken sie. So dichteten sich diese Vorstellungen in dem Suchen nach Analogieen, die aus einer natürlichen, sinnlichen Anschauung entnommen sein sollten, zusammen; war aber eine solche Auffassung in den Mythenkreis eines Volkes eingedrungen, so mufste bei der innigen Verkettung der religiösen und mythischen Anschauungen der Glaube daran um so fester in den Gemüthern Wurzel fassen, und so erklärt sich auch, dafs eine im Allgemeinen im Aber- und Wunderglauben befangene Zeit, wie das Mittelalter, diese Vorstellung auch von Neuem wieder dichten und gestalten konnte. Wir haben oben in den Ansichten der Schriftsteller das Ringen Einzelner gesehen, sich los zu reifsen und frei zu werden von den überkommenen verzerrten Vorstellungen, aber auch ihr Zurücksinken in die allgemeine Befangenheit des Jahrhunderts.

Das Zustandekommen einer Wahnvorstellung im Individuum, die längere Zeit dauert, bedarf meist, auch wenn im Allgemeinen durch Erörterung der Zeitvorstellungen die Möglichkeit des Glaubens an ihre Realität nachgewiesen ist, doch nach besonderer individueller Verhältnisse. Wir haben durch den Nachweis einer Volksvorstellung nur die formgebenden Elemente der Krankheit des Einzelnen gewonnen. Es können diese in der Zeit liegenden Elemente die Ursache der Krankheit werden, indem sie in die Einzelnen hineinwirken, aber auch das Umgekehrte findet statt. Die Krankheit beginnt im Einzelnen und findet an den vorhandenen Ideen ihre Stütze und den Anstofs zur weitern Fortbildung. Wir haben uns somit nach den individuellen und zwar pathologischen Zuständen umzusehen, aus denen sich im Individuum eine derartige

Wahnvorstellung entwickelt. Es ist dieser Nachweis um so nothwendiger, als sich in unsern heutigen Irrenhäusern Analogieen dafür darbieten, welche uns zugleich die Kontrolle für das Gegebene liefern, und die in die Vergangenheit entrückte Forschung noch inniger an die Wirklichkeit anknüpfen.

Es verdienen in dem Bilde der Lykanthropie verschiedene Erscheinungen einzeln unsere Aufmerksamkeit. Die älteren Schriftsteller, welche sie im Allgemeinen anführen, stellen sie kurzweg als eine Abart zur Melancholie, ja Einzelne halten die Wahnvorstellung, in einen Wolf verwandelt zu sein, scheinbar gar nicht für nothwendig; der Fall von *Forestus* (s. oben) ist nach seiner kurzen Skizze nur ein Fall von *melancholia vaga* [1]). Offenbar waren aber Lykanthropen selbst fest von der Umwandlung ihres Körpers überzeugt. Wie viel dabei auf die im Mittelalter oft angeregte Einwirkung der Salben, der Narkotika überhaupt zu geben sei, ist oben schon behandelt worden. Nach unsern jetzigen Erfahrungen kann der Wahn der Umwandlung pathologisch auf folgende Art zu

---

[2]) Ebenso wenig kann ich einen von Mathey (*Nouvelles recherches sur les maladies de l'esprit* 1816, *p.* 96) als Lykanthropie angeführten Fall als solchen anerkennen: Ein Maurer verfiel im Herbst des Jahres XII ohne nachweisbare Ursache in tiefe Melancholie. In der Nacht schwebten phantastische Erscheinungen vor seinen Augen, und am Tage suchte er abgelegene Orte auf, um sich zu verbergen. Am zweiten Tage seiner Krankheit verweigerte er jede Nahrung, aber einige Tage später stürzte er sich mit ungeheurer Gier auf die ihm dargebotene Nahrungsmittel und stiefs dabei ein G e h e u l aus, wie Wölfe, machte auch, in einer Art von Wuthanfall, mehrfach den Versuch zu beifsen. Am vierzehnten Tage lief er in der einen Nacht heulend auf den Feldern umher. Wiederholtes Begiefsen mit kaltem Wasser brachte ihn etwas zu sich. Am achtzehnten Tage endete die Krankheit durch einen heftigen 24 Stunden dauernden Fieberanfall.

Ich gestehe, dafs mir das „Schnappen nach Speisen" und das „Heulen" doch nicht genügt, um einen Wehrwolf daraus zu machen, denn sonst müfsten wir viele Fälle von „T o b s u c h t", in denen allerdings zeitweise solch thierisches Gebehrden vorkommt, für Lykanthropie erklären.

Stande kommen (cf. Grundzüge zur Pathologie der psychischen Krankheiten. Berlin 1848. p. 64 *et seq.*).

In fieberhaften Krankheiten wird die Sensibilität oft in der Weise verändert, dafs die Kranken sich über den Raum, den ihre Glieder einnehmen, täuschen, ihr Körper kommt ihnen zu grofs, oder zu klein vor, oder einzelne Gliedmaafsen recken und dehnen sich ins Unendliche oder schrumpfen zu sehr kleinen Theilen zusammen. Es ist bei Typhuskrankheiten nichts Seltenes, überhaupt bei vielen Zuständen, wo das Nervensystem besonders angegriffen ist, dafs sie sich vorübergehend nicht zu ihren Gliedmaafsen bekennen wollen, dafs sie meinen, es lägen zwei Personen im Bette und sich nur für die eine halten, oder dafs sie sich halbirt vorkommen. Dieselben Erscheinungen kommen in der Rekonvalescenz nach erschöpfenden Krankheiten vor, obwohl seltner. Es können diese Täuschungen sowohl von einer gesteigerten, als auch verminderten Empfindlichkeit der peripherischen sensibeln Nerven herrühren, doch scheint in einzelnen Fällen Keines von beiden statt zu finden, sondern eine ganz eigenthümliche Affektion des Gemeingefühls vorhanden zu sein. So habe ich eine Kranke beobachtet (*l. c.*), welche von jeher sehr sensibel, reizbar und schwächlich, durch viele Geburten sehr heruntergekommen, schon früher mehrmals geisteskrank, das eine Mal nach dem Wochenbette, in Folge eines Wortwechsels mit einer Nachbarin so aufser sich gerathen war, dafs sie sich mit einem Rasirmesser einen tiefen, aber ungefährlichen Schnitt in den Hals beigebracht hatte. Sie fieberte mehrere Wochen lebhaft, hatte heftige Delirien, die Wunde heilte langsam und nach 3 Wochen trat reichliche Abscefsbildung und Zellgewebsvereiterung an den Händen und Vorderarmen ein. Das erste Zeichen ihres wiederkehrenden Bewufstseins waren Klagen über den Verlust ihrer Glieder. Die Empfindlichkeit war nicht aufgehoben, sie klagte beim Verbinden jedesmal lebhaft über den Schmerz, aber ihr Arm war fort, ihr Hals und ihr Kopf. Mit wiederkehrender Kräftigung kehrte das Gefühl der Zugehörigkeit ihrer Glieder allmälig zurück, aber einzeln, so dafs sie selbst schon darüber lachte, dafs sie den auf dem Bette liegenden Arm nicht als den ihrigen hatte anerkennen wollen, aber noch besorgt war, wo ihr Hals hingekommen sei.

Eine andere Reihe von hierhergehörigen Fällen bilden die bei Hypochondrischen vorkommenden Störungen des Gemeingefühls, dafs einzelne Körpertheile aus andern Stoffen bestehen, dafs die Beine von Glas sind und ähnliche Vorstellungen, die sich dann über den ganzen Körper erstrecken können, und den Wahn einer ganz und gar veränderten Persönlichkeit bedingen. Ein einziges Mal habe ich bei einem Manne, einem Theologen, der stark onanirt hatte, und sich immerfort mit seinen Geschlechtstheilen zu thun machte, die Einbildung beobachtet, dafs er ein Weib sei oder ein Zwitter; ich glaube, dafs bei dieser Wahnvorstellung jedesmal geschlechtliche Reizungen zu Grunde liegen. Es wird übrigens dieser Wahn meist nur von Männern erzählt. Die *ϑηλεια νουσος* der Scythen ist oben schon angeführt.

Die Entfremdung der eigenen Persönlichkeit kann noch auf andere Weise zu Stande kommen. Ein Monomaniakus, der sich aus irgend einem wahnsinnigen Grunde für ein anderes Wesen zu halten berechtigt glaubt, sucht allmälig sein ganzes Denken, Fühlen und Wollen in diese fremde Persönlichkeit hineinzulegen; er findet darin einen Beweis für die Richtigkeit seines Wahns, wenn diese neue, aus ihm herausgetretene und objectiv ihm gegenüberstehende Persönlichkeit sich auch mit seinem eigenen Fleisch und Blut bekleidet. Deshalb benimmt er sich, handelt so, wie es diesem eingebildeten Zustand zukommt und bemüht sich, dieselben Bedürfnisse, Begierden und Empfindungen sich einzureden. Jemehr er dies versucht, desto lebendiger und fester wird ihm die innere Wahrheit. Je nach dem sonstigen Wesen der Kranken und der durch andere Verhältnisse begründeten Eigenthümlichkeit des Wahns bewegen sich diese Metamorphosen in glänzenden oder düstern Bildern, so wie sich auch die Qualität der umgewandelten neuen Gestalt zuweilen auf den ursprünglich ergriffenen Theil zurückführen läfst. Nähert sich der Kranke dem Blödsinn, d. h. mindert sich die Energie seiner geistigen Kraft, so verschwindet auch die Zähigkeit, mit der er an einer Metamorphose festhielt und bei der Unfähigkeit, sich in einem phantastischen Zustande scharf einzuengen und abzugrenzen, wechseln die Rollen und die Personen, die er spielt, wechselt das Gefühl, das ihn in die oder jene Verwandlung hineintreibt. Ich habe mehrmals in diesen Zuständen einen Uebergang in der Weise beobachtet, dafs der Kranke zuletzt bei leblosen Gegenständen anlangte, dafs er früher Prinz oder Christus etc., überhaupt in einer Rolle, mit der nothwendig das Gefühl der Herrschaft, der Kraft verbunden sein mufste, allmählich versteinerte, sich unendlich alt vorkam, zu einer Statue wurde, zu Porzellan, zu einem hölzernen Dinge. Ein Mädchen, die an *dementia paralytica* zu Grunde ging, lag viele Monate an einem ungeheuern, jauchenden *decubitus*, ehe sie starb; ihr Bewufstsein war eine vollkommene *tabula rasa* geworden; wenn man sie bei ihrem Namen anredete, so wollte sie Nichts von der Person wissen, weil die lange gestorben sei, aber in den letzten Wochen war fast die einzige geistige Aeufserung, dafs sie auf das abscheuliche Schwein schimpfte, das da im Bette läge und das man todt machen müsse. Es war offenbar das Gefühl des Ekels vor ihrem eigenen Schmutz und Unrath, das sich in diesen Schimpfworten Luft machte und ihr die Vorstellung eines Schweins aufnöthigte.

Dies sind, soweit ich übersehen kann, die pathologischen Zustände, welche häufig die Möglichkeit für den Wahn einer Umwandlung in ein anderes Objekt in sich schliefsen. Der Dualismus des Bewufstseins, als welcher uns dieser Wahn entgegentritt, ist auch im gesunden Leben vorhanden; nicht blofs im Traume, auch im Wachen können wir uns so lebendig in einen andern Zustand, in eine andere Persönlichkeit hineinphantasiren, dafs wir uns selbst verloren zu haben scheinen. Wir kommen wieder zu uns selbst, der Kranke bleibt das, was er gedacht. Nur vorübergehend will ich, weil dies zu weit abführen würde, an jenes Doppelleben erinnern, wie es in Exstasen, in somnambulen Zuständen vorkommt, wie es in der tiefen Versunkenheit in die Kontemplation des Göttlichen, wovon uns der Orient, und namentlich Indien wunderbare Geheimnisse vorerzählt, den Menschen fortzureifsen scheint in eine übersinnliche, unfafsbare Welt, die nur an der Hand des Glaubens zu beschreiten ist; wir bedürfen für unsern vorliegenden Zweck der Erörterung dieser Zustände und Erscheinungen nicht, die indefs einer naturwissenschaftlichen Betrachtung sehr wohl fähig und bei der Menge von Vorurtheilen, die sich an sie knüpfen, immer noch bedürftig sind. Ohne jenem in dem Streben nach Uebersinnlichkeit verschwimmenden Doppelleben nachzugehen, bleiben wir vorläufig am Boden haften, zufrieden damit, wenn wir die Möglichkeit für den Gedanken einer Verwandlung überhaupt gefunden haben.

Dafs bei manchen Lykanthropen eine perverse Sensation der peripherischen Hautnerven da gewesen sei, also eine Annäherung an die bei Hypochondrischen beobachteten Erscheinungen, darauf scheinen mir die Angaben von dem Wachsen der Haare zu deuten, und jener mehrfach gebrauchte Ausdruck *versipellis*, dafs die borstige Haut nach Innen gekehrt sei. Wie der Wahn an eine Thierverwandlung, und zwar in einen Wolf, sich gebildet habe, scheint zunächst darin seine Erklärung zu finden, dafs die meisten Lykanthropen Hirten waren, Menschen, die im Freien lebten, mit Thieren viel verkehrten, wochenlang von menschlichem Verkehr abgeschlossen, und der Wolf dasjenige Raubthier, welches ihrer Einbildungskraft am öftersten vorschwebte, weil sie am meisten damit zu kämpfen hatten. Es ist auch wahrscheinlich, dafs, wenn das Gespenst des Wehrwolfes sich in Einzelnen als Krankheit erhob, die Gegend von Wölfen besonders beunruhigt worden war, und manche Mordthat, welche die Kranken sich selbst zuschrieben, oder die ihnen von fanatischen Richtern aufgebürdet wurde, nur von Wölfen begangen worden war. Der Wahn, ein Wolf zu sein, ist ferner nur der Ausdruck der Verwilderung des Gemüthes, das sich in den entsprechenden Ausdruck eines wilden Thieres hineindichtet, ebenso bei der spontan entstehenden Lykanthropie, wie bei der, die nur ein Zweig der Dämonomanie ist; der vom Teufel Besessene mufs sich für das böse, unheimliche Wesen, das über ihn und in ihm Herr geworden ist, einen Ausdruck suchen. Aus dieser Vorstellung geht dann auch die Nothwendigkeit hervor, dem wilden Thiere nachzuahmen [1]), in den Wäldern umherzuschweifen und Thiere und Menschen anzufallen und zu zerfleischen und von ihrem Fleische zu zehren. Zuweilen scheint blofs der Hunger das

[1]) Aus dem Kreise meiner Beobachtungen gehört folgender Fall hierher: Ein Bauer, ein liederlicher Mensch und Säufer, war von dem Hunde seines Nachbarn gebissen worden. Er fängt darauf einen Prozefs mit ihm an, und verlangt Schadenersatz. Der Besitzer des Hundes bietet ihm 8 Thlr. für Zurücknahme der Klage, jener aber verschmäht sie und verliert dann den Prozefs. Aus Aerger über die erlittene Niederlage, und den Verlust jener für seine Verhältnisse nicht unbedeutenden Summe wurde er tobsüchtig. Wenn ihm in der Irrenanstalt die Erinnerung an den Hund aufstieg, so fing er manchmal an zu bellen und schnappte wie ein Hund nach den Speisen mit der Aeufserung, er sei selbst zu einem Hunde geworden. Die Erscheinung war indefs nur vorübergehend. Friedreich (Zur Bibel Bd. I, p. 315) stellt mehrere hierher gehörige Beispiele zusammen Cabanis (*rapports du physique et du moral de l'homme t.* I, *p.* 57) erzählt, dafs im Departement la Correze an 60 Personen von einem wüthenden Wolfe und von den, von diesem gebissenen Hunden, Kühen und Schweinen gebissen worden seien, und die Meisten von diesen Menschen ahmten in ihren Paroxysmen die Bewegungen, Stimmen des Thieres, von dem sie gebissen worden, nach. Weinreich (*commentat. de monstris Vratisl.* 1595 *cap.* 15) erzählt von einem Mädchen, das, um die Epilepsie zu vertreiben, Katzenblut getrunken hatte, aus Abscheu dagegen jedoch in Wahnsinn verfiel, in welchem es sich einbildete, selbst eine Katze zu sein, und die Stimmen, die Geberde und das Mäusefangen als Katze nachahmte. — Ich erinnere ferner an die von Dämonomanie befallenen Nonnen der heil. Brigitte, welche blökten, (in der Mitte des sechszehnten Jahrhunderts), an die unter den Namen *mal de laira* aufgeführte Krankheit der Frauen in Amou, welche in der Kirche bellten (1613), *cf.* Der Wahnsinn etc. p. 163. 166. *et seq.*, *cf.* ferner oben p. 41, wo von der Anwendung narkotischer Salben die Rede ist.

treibende Moment gewesen zu sein; es existiren Beispiele genug, wo Menschen durch ihn zu dieser grausenhaften Entäufserung ihrer Menschlichkeit gekommen sind, doch erscheint dies Beginnen durchaus auch als die nothwendige Konsequenz der sich bis ins Einzelne verwirklichenden Wahnvorstellung. Es zeigt uns die Geschichte der Psychologie eine Reihe von Daten, wo der Trieb nach Blut instinktiv zu sein scheint, eine Verwilderung und Verthierung der Menschen ohne die Wahnvorstellung, ein Thier zu sein. Es ist eine bekannte Thatsache, dafs Grausamkeit bei wollüstigen Menschen gewöhnlich ist, und alle die blutgierigen Tyrannen, von Nero und Kaligula bis auf Alexander Borgia, die im blofsen Morden und im Anschauen des Mordens ihre Lust fanden, schwelgten zugleich in den raffinirtesten sinnlichen Genüssen.

Unter den seltsamen Gelüsten der Schwangern wird auch ihrer Gier nach Menschenfleisch Erwähnung gethan. So erzählt schon Schenk (*observ. medic. lib. IV. de gravidis*) mehrere derartige Fälle. Eine Schwangere sah einen Bäckergesellen, der auf seiner entblöfsten Schulter Brod forttrug. Sie wurde von solcher Gier nach seiner Schulter ergriffen, dafs sie fortan jede Speise verschmähte, bis ihr Mann dem Gesellen Geld gab, sich beifsen zu lassen. Aber er hielt nur zwei Bisse aus. Die Frau gebar dreimal Zwillinge, zweimal lebend, das dritte Mal todt. Eine Andere aus der Nähe von Andernach am Rhein tödtete ihren sonst heifsgeliebten Mann, verzehrte die eine Hälfte des Körpers und salzte die andere ein, dann aber kehrte ihr das Bewufstsein ihrer That zurück und sie gestand sie selbst ihren Freunden. Um das Jahr 1553 schnitt eine Frau ihrem Mann mit einem Messer den Hals ab und nagte dann mit ihren Zähnen von dem noch warmen Leichname den rechten Arm ab und verzehrte die Luftröhre; den übrigen Theil des Kadavers salzte sie ein, nachdem sie die Eingeweide und den Kopf losgetrennt und weggeworfen hatte. Kurz darauf gebar sie drei Kinder; aber die That gesteht sie erst dann, als man dem Vater die Geburt der Kinder mittheilen will. Im Sommer 1845 erzählten die Zeitungen aus Griechenland von einer schwangern Frau, welche ihren sonst geliebten Mann ermordet, um seine gebratene Leber verzehren zu können.

Prochaska (*adnotat. acad. fascic. III.*) behandelt zuerst die von Schenk erzählten Beispiele, dann berichtet er von einer gewissen Elisabeth aus Mailand, welche kleine Knaben durch Liebkosungen an sich zu locken suchte, sie dann tödtete und eingesalzen verzehrte, und von einem anderen Menschenfresser, wie er sagt, aus der neuesten Zeit. Indefs giebt er zu dürftige Notizen, als dafs aus ihnen Etwas über die Natur der Fälle zu entnehmen wäre. Marc (die Geisteskrankheiten in Beziehung zur Rechtspflege bearbeitet von Ideler. Berlin 1844. Bd. II. S. 84) berichtet nach Reisseisen von einem Falle im Unterelsafs, wo die eigene Mutter ihr funfzehn Monate altes Kind, als der Vater, ein armer Tagelöhner, sich entfernt hatte, tödtet, ihm einen Schenkel abtrennt und in Weifskohl kocht, selbst einen Theil davon verzehrt und den Rest für ihren Mann zum Essen aufhebt. Die Leute waren zwar sehr arm und in grofser Noth, hatten aber als die Frau den Mord beging, noch Lebensmittel genug in ihrer Behausung. Die Frau zeigte zwar später im Gefängnisse Zeichen einer geistigen Störung, aber selbst Fodéré war Anfangs zweifelhaft, wie er den Fall auffassen und unter welche Rubrik von Geisteskrankheit er ihn zu bringen habe [1]). Noch grausenhafter wegen der längern Dauer der Gier nach Menschenfleisch ist eine Thatsache, die von der Vossischen Zei-

---

[1]) Marc führt noch weniger bekannte Literatur an: aus *Boeth. Scotor. hist. Paris* 1575 den Fall eines schottischen Räubers, dessen Tochter bei der Hinrichtung des Vaters erst ein Jahr alt war, und dann in ihrem 12ten Jahre dasselbe Verbrechen beging; aus Gruner *diss. de anthropophago Bucano Jen.* 1792 von einem Hirt in Benke an der Ilm im Weimarschen, der zwei Menschen ermordete und dann verzehrte. Aus Hunger ist mehrfach in belagerten Städten der Fall vorgekommen, dafs Eltern ihre eignen Kinder getödtet und aufgezehrt haben.

tung aus dem westlichen Galizien vom Mai 1849 mitgetheilt wird. In dem zur Herrschaft Parkost, Tarnower Kreis gehörigen Dörfchen Polomyja, das nur aus 8 Hütten und einem jüdischen Wirthshause bestehend, in einer wilden Waldschlucht verborgen liegt, lebte ein Häusler Namens Swiatek nebst seinem Weibe und zwei Kindern, einem Knaben von 5 und einem Mädchen von 16 Jahren. Arbeitsscheu liefs er das Stück Feld, das er besafs, brach liegen, und lebte gröfstentheils von milden Spenden der Umgegend, die er als Bettler mit langem ehrwürdigem Barte durchstreifte, stand aber auch allgemein in dem Verdachte, den Kommunismus praktisch zu üben. Dem Gastwirthe wurden 2 Enten entwendet; da sein Verdacht sogleich auf S. fiel, so nähert er sich seiner Hütte und schon von Ferne kommt ihm ein starker Bratengeruch entgegen. Als er in die Hütte tritt, sieht er den eben beschäftigten S. sich bei seinem Anblicke schnell bücken und Etwas zwischen den Füfsen verbergen. Dies bestätigt ihn in seinem Verdachte, er wirft ihm offen den Diebstahl vor und will ihm die Enten unter den Füfsen hervorziehen. Aber statt dieser rollt ein vom Rumpfe getrennter Mädchenkopf auf dem Boden hin. Man besetzt die Hütte und durchsucht sie. Aufser dem verstümmelten Rumpfe eines Mädchens von 12 bis 16 Jahren fand man noch in einem Fasse die Beine und Schenkel, theils frisch oder gebraten oder gekocht, in einem Kasten das Herz, die Leber und Eingeweide, Alles wie von dem geschicktesten Fleischer zugerichtet und zuletzt unter dem Ofen eine Schüssel voll frischen Blutes. — Auf dem Wege zum Richter versuchte der Delinquent, indem er sich wiederholt zu Boden warf, sich durch Verschlucken von Erdschollen zu ersticken, aber es gelang ihm nicht. Vor dem Dominikalgericht zu Dabkow gab er zu Protokoll, das vorgefundene Opfer wäre seit 1846 das **sechste** und er sei auf folgende Art dazu gekommen. Im Jahre 1846 brannte eine jüdische Dorfschenke in der Nähe ab, wobei auch der Wirth in den Flammen umkam, dessen verstümmelter Körper dann aus den Trümmern hervorsah. Er, der sich damals gerade in der bittersten Noth befand und vom gräſslichsten Hunger gequält wurde, sah dies im Vorbeigehn, und einem unwiderstehlichen Drange folgend, löste er ein Stück von dem halbverbrannten Körper ab und stillte damit seinen Heiſshunger. Der Geschmack, den er daran fand, wäre so groſs gewesen, und die Sucht, ihn wieder zu genieſsen, so unwiderstehlich in ihm geworden, daſs er bald darauf ein obdachloses Waisenkind an sich lockte, erstach und die zubereiteten Glieder verschlang. Zu sechs Schlachtopfern bekannte er sich selbst, sein Sohn aber gestand, die Zahl wäre weit bedeutender gewesen, was auch das Vorfinden von vierzehn verschiedenen Mützen, vielen Miedern und sonstigen männlichen und weiblichen Kleidungsstücken in seiner Wohnung zu bestätigen scheint. In der ersten Nacht schon erhängte er sich im Gefängnisse. Die Volksjustiz machte sich dadurch Luft, daſs sie die Hütte verbrannten. — Dies sind einige von den Fällen, wo Menschenfleisch verzehrt wird. Ein anderes, dem ganz ähnliches Gelüst erzählt Michael Wagener (Beiträge zur philosophischen Anthropologie. Wien 1796. Bd. II. S. 268) aus Ungarn.

Elisabeth ... putzte sich ihrem Gemahl zu Gefallen in ungemeinem Grade und brachte halbe Tage bei ihrer Toilette zu. Einstmals versah eines ihrer Kammermädchen Etwas an dem Kopfputz und bekam für das Versehen eine so derbe Ohrfeige, daſs das Blut auf das Gesicht der Gebieterin sprützte. Als diese die Blutstropfen von ihrem Gesichte abwischte, schien ihr die Haut auf dieser Stelle viel schöner, weiſser und feiner zu sein. Sie faſste sogleich den Entschluſs, ihr Gesicht, ja ihren ganzen Leib in menschlichem Blute zu baden, um dadurch ihre Schönheit zu erhöhen. Zwei alte Weiber und ein gewisser Fitzko unterstützten sie bei diesem Vorhaben. Dieser Wüthrich tödtete gewöhnlich die unglücklichen Schlachtopfer und die alten Weiber faſsten dann das Blut auf, in welchem sich dann Elisabeth in einem Troge um 4 Uhr Morgens zu baden pflegte. Nach dem Bade kam sie sich immer schöner vor. Sie setzte daher dieses Handwerk auch nach dem Tode ihres Gemahls (1604) fort, um neue Anbeter und Liebhaber zu gewinnen. Die unglücklichen Mädchen, welche unter dem Vorwande des Dienstes in das Haus der Elisabeth gebracht wurden, lockte man in den Keller. Hier wurden sie so lange geschlagen, bis ihr Körper anschwoll. Elisabeth peinigte die Unglücklichen nicht selten selbst, sehr oft wechselte sie ihre von Blut triefenden Kleider um und fing dann ihre Grausamkeit aufs Neue an. Der aufgeschwollene Körper wurde dann mit Scheermessern aufgeschnitten. Nicht selten liefs sie die Mädchen brennen und dann schinden, die meisten jedoch wurden bis zum Tode geschlagen. Gegen Ende ging ihre Grausamkeit so weit, dafs sie ihre Leute, die mit ihr im Wagen fuhren, zumal Mädchen, zwickte und mit Nadeln stach. Eines ihrer Dienstmädchen liefs sie nackend ausziehen und mit Honig beschmieren. Als sie krank wurde und ihre gewöhnlichen Grausamkeiten nicht ausüben konnte, liefs sie eine Person zu ihrem Krankenbette kommen und bifs dieselbe wie ein wildes Thier. Sie brachte nach und nach gegen 650 Mädchen ums Leben, theils in Tscheita (in der Neutraer Gespannschaft), wo sie einen eigens dazu eingerichteten Keller hatte, theils an andern Orten, denn das Morden und Blutvergiefsen war ihr zum Bedürfnifs geworden. — Als endlich die Eltern der verschwundenen Mädchen sich nicht länger belügen liefsen, überfiel man das Schlofs und fand die Spuren. Ihre Mitschuldigen wurden hingerichtet, sie selbst lebenslänglich eingesperrt.

Ich selbst habe einen Blödsinnigen gesehen, der schon als Kind seine gröfste Freude daran fand, kleine Thiere zu tödten und in ihrem Leibe herumzuwühlen; auch liebte er, sich von den Därmen der Thiere Peitschen zu machen. Als er gröfser wurde, überfiel er Mädchen, um sie zu nothzüchtigen, und verschiedene andere Gewaltthätigkeiten wurden der Grund, ihn in eine Irrenanstalt zu bringen. In späteren Jahren trat dieser blutdürstige Trieb allerdings zurück.

Kombinirt mit Wollust erscheint die Blutgier in dem Fall von Andreas Bichel (1809), dem Mädchenschlächter, den

Haering im 4ten Bde. des neuen Pitaval nach Feuerbach mittheilt. Dieser Mensch lockte Mädchen, unter dem Vorwande, ihnen in einem zauberischen Spiegel allerhand Geheimnisse zu zeigen, in sein Haus, ermordete sie dort, angeblich blofs aus Verlangen, ihre Kleider zu besitzen. Dann zerhackte er die Leichname und schnitt sie auf, um zu erfahren, wie es inwendig aussähe; die Eine, ehe sie noch vollständig todt war. „Ich kann sagen", gab er im Verhöre an, „dafs ich während des Oeffnens so begierig war, dafs ich zitterte und nur wollte ein Stück herausgenommen und gegessen haben".

Am 10ten Juli 1849 kam vor einem Kriegsgerichte in Paris der Fall von Bertrand, Unterofficier im 1sten Infanterieregiment zur Verhandlung (cf. Michéa Union medicale No. 85) *Lunier Examen medico legal d'un cas de monomanie instinctive* in den *Annales medico-psychologiques* Juli 1849. Bertrand gräbt am 23sten Febr. 1847 die Leiche einer Frau aus und schlägt sie; am 26sten Aug. 1848 gräbt er ein Mädchen von 7 Jahren aus und schneidet ihr den Unterleib auf; einige Tage nachher die Leiche einer Frau, die im Wochenbette gestorben und 13 Tage vorher beerdigt worden war; am 16ten Novbr. die Leiche einer Frau von 50 Jahren und zerfleischt sie und am 12ten Decbr. verstümmelt er ebenfalls die Leiche einer Frau. Erst mit Hülfe einer Art Höllenmaschine gelang es, B. zu fangen, als er in der Nacht vom 15/16. März über die Mauer des Kirchhofes St. Parnasse kletterte. — Er ist im theologischen Seminar zu Langres erzogen worden und in seinem 20sten Jahre freiwillig beim Militär eingetreten. Ein Oheim mütterlicher Seite soll wahnsinnig gestorben sein; er selbst hat schon in seinem 7ten Jahre Anfälle von Melancholie überstanden; er trennte sich dann von seinen Kameraden und streifte tagelang einsam in der Gegend umher. Marchal de Calvi giebt nach der eigenen Schilderung B. über die Entwicklung der Krankheit folgenden Bericht: Auf einem Spaziergange mit einem Kameraden im Febr. 47 kam er bei einem Kirchhofe vorbei. Die Thür stand offen; es war den Tag zuvor eine Person begraben worden, aber die Gräber hatten, von einem Regen überrascht, das Grab nicht vollkommen ausgefüllt und ihre Werkzeuge daneben liegen lassen. *„A cette vue des idées noires me vinrent, j'eus comme un violent mal de tête, mon coeur battait avec force, je ne me possédais plus.“* Unter einem Vorwande trennt er sich von seinem Gefährten, kehrt zum Kirchhofe zurück und öffnet mit einem Grabscheite das Grab. „Bald hatte ich die Leiche herausgezogen und begann sie mit dem Grabscheite zu schlagen, ohne zu wissen, was ich that. Ein Arbeiter sah mich, ich legte mich platt auf die Erde, bis er fort war und warf dann den Leichnam wieder in die Grube. Ich ging dann, in kaltem Schweiſse gebadet, in ein kleines Gehölz, wo ich trotz eines kalten Regenschauers in einem Zustande vollkommener Unempfindlichkeit mehrere Stunden verweilte. Als ich mich erhob, waren meine Glieder wie zerschlagen und mein Kopf schwach geworden. Aehnlich erging es mir bei jedem neuen Anfalle. Zwei Tage später kehrte ich schon wieder zum Kirchhofe zurück und öffnete das Grab mit meinen Händen. Meine Hände bluteten, aber ich empfand es nicht, ich riſs den Leichnam in Stücke und warf ihn wieder in die Grube.“ Vier Monate lang trat kein neuer Anfall ein, bis das Regiment aus seiner Garnison wieder nach Paris zurückkehrt. Wieder auf einem Spaziergange erwecken die dunkeln, schattigen Alleen des Kirchhofes Père Lachaise die Sehnsucht nach der alten Lust. Er klettert in der Nacht über die Mauer. Die Gefahr der Entdeckung, die ihm das eine Mal besonders nahe tritt, vermag ihn Monate lang fern zu halten, und schon im Febr. 49 will er sogar eine Zeit lang Widerwillen gegen seine Gier empfunden haben, bis er im März bei einem neuen Versuche von einer Kugel getroffen wurde. Seitdem er im Hospital war, hat er das Bedürfniſs nicht wieder empfunden und sagt im Verhöre selbst, er sei geheilt, denn jetzt, seitdem er sterben gesehen, habe er Furcht vor dem Anblicke einer Leiche (*„Je suis guéri, car aujourd'hui j'ai peur d'un mort“*).

Im Anfange gab er sich den Excessen nur hin, wenn er etwas Wein getrunken hatte, später bedurfte er eines solchen Reizes nicht mehr. Die Art der Verstümmlung war verschieden, er riss den Mund bis zu den Ohren auf, wühlte im Leibe und trennte die einzelnen Gliedmassen ab. Obwohl er Männer öfter ausgegraben, so will er doch niemals vermocht haben, einen Mann zu verstümmeln, während er Frauen mit dem grössten Vergnügen in Stücke zerriss. Dreimal hat er bei weiblichen Leichen seine geschlechtliche Lust gestillt; der erste Gedanke pazu kam ihm im Juli 48 beim Ausgraben der Leiche einer jungen Frau *assez bien conservée*. Gegen Lebende war er weich und sanftmüthig und wegen seiner Fröhlichkeit und Offenheit überall beliebt. — Trotz der entgegenstehenden Aussage der Aerzte, welche ihn als Kranken betrachtet wissen wollten, wird er zu einem Jahr Gefängniss verurtheilt.

Dies sind die exquisitesten Fälle von Mordmonomanie, die mir aufzufinden geglückt ist; es kann kein Zweifel sein, dass auch das wilde Beginnen Bertrand's mit hierher gehört. Ich habe absichtlich nur solche ausgewählt, wo die Mordsucht nicht von einer anderen Leidenschaft abhängt, sondern mehr instinctartig sowohl in ihrem Auftreten, wie in der raffinirten Art der Grausamkeit und nur mit Wollust kombinirt erscheint. Diese Zusammenstellung wird wenigstens die Möglichkeit der von den Lykanthropen begangenen Mordthaten ausser Zweifel stellen, wenn ich auch gern zugestehe, dass bei ihnen Mancherlei hineingeschoben und dazugedichtet worden sein mag. Indess weiss ich kein anderes Mittel, die Zweifel wenigstens theilweise zu entkräften, als eben durch Aufzählung analoger Thatsachen die Möglichkeit zu demonstriren.

Die häufige Kombination der Mordsucht mit wollüstiger Gier lässt uns eine mehrfach bei Lykanthropen vorkommende Aeusserung schärfer ins Auge fassen, nämlich die Aussage, dass sie mit Wölfinnen den *coitus* vollzogen und dasselbe Vergnügen, wie bei menschlichen Weibern empfunden haben. — Das Verbrechen der Sodomie war im Mittelalter nichts Seltenes, und es ist vielfach die Vermuthung ausgesprochen worden, dafs bei der Vorstellung der Inkuben und Sukkuben, die unter der Form von Thiergestalten den Beischlaf vollziehen und selbst in die Klöster dringen, Thiere gebraucht worden seien. Dafs die Sinnlichkeit einen grofsen Theil zu den Bildern der Hexensabbate beigetragen habe, geht aus den mit der glühendsten Sinnlichkeit vorgebrachten Bekenntnissen junger Mädchen hervor, wenn sie mit dem schmutzigsten Detail von den Umarmungen der Teufel sprechen. So erregen auch jene Aeufserungen bei der Lykanthropie den Verdacht der Sodomie, wenn es auch nicht gerade Wölfinnen gewesen sein mögen. Auch bei Jenen, wo sich die directe Aeufserung nicht findet, sind geschlechtliche Beziehungen leicht zu erkennen, so bei Thievenne Paget, Antoinette Gandillon (*cf.* oben *p.* 20. 21), Grenier (*p.* 25).

Ausgehend also von dem sinnlichen Naturgefühl der Völker, als dessen Zweig sich ein inniges Verhältnifs zwischen Menschen und Thieren herausbildete, haben wir den Gedanken der Thierverwandlung in den frühesten mythologischen Anschauungen auftreten und Theil der religiösen Vorstellungen werden sehn. Wir haben ferner den pathologischen Entwicklungsgang eines solchen Wahns verfolgt, von der lokalen Umstimmung der sensiblen Nerven in einzelnen Körpertheilen bis zur Objektivirung des ganzen Menschen. Der Wahn der Lykanthropie stellt sich dar theils als Zweig der Dämonomanie und theils als der Ausdruck eines mordsüchtigen Triebes.

Druckfehler.

p. 1	Zeile	13	von	oben	lies	deren anstatt der.
- 7	-	19	-	-	-	Dissertation anstatt Dissertion.
- 9	-	12	-	-	-	Litteratus anstatt Litterarus.
- 9	-	17	-	-	-	verrichtet anstatt vernichtet.
- 20	-	16	-	-	-	des anstatt de.
- 44	-	5	-	-	-	ungeordnet anstatt untergeordnet.

Inhalt.

Kolibri 360 GmbH
Ferdinand-Jühlke-Straße 7
99095 Erfurt, Deutschland
produktsicherheit@kolibri360.de